다한증의
이해와 치료

내 몸의 건강신호등 '**땀**'의 모든 것

다한증의
이해와 치료

안세영·조정래 지음

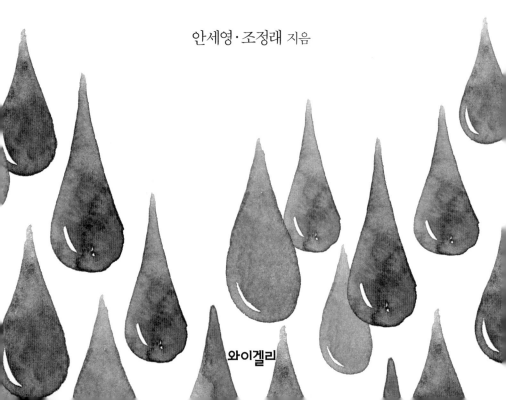

와이겔리

각 장의 말미에는 널리 알려진 한방 처방에 대해 적어두었다. 다한증과는 별 관련이 없는 것들이지만, 잘 알려진 만큼 오·남용의 피해가 적지 않은 까닭이다. 또한 이들 처방의 탄생 배경과 적응증 등을 파악하는 일은 한의학의 이해에도 도움이 될 것이다.

살아가는 동안 땀을 흘리지 않는 사람은 없습니다. 파란만장한 인생고해(人生苦海)를 건널 때 지불해야 할 삯은 언제나 정직한 땀방울이기 때문입니다. 살면서 해내야 하는 모든 일은, 대소사 막론하고 늘 구슬땀을 요구하지 않습니까? 하기야 노력은 게을리하며 요령껏 일삼은 거짓말이 탄로 날까 봐 진땀을 빼는 경우도 있습니다. 때로는 너무 애쓴 나머지 시름시름 앓으며 식은땀을 흘리기도 합니다. 하지만 생로병사의 성난 파도가 휘몰아치는 고통의 바다를 건너려면, 항상 피땀 어린 대가를 건네야 합니다. 세상에 공짜는 없는 법이기에, 금수저 흙수저 불문하고 반드시 품삯을 치러야 합니다. 저희는 그렇다고, 아니 그래야만 된다고 굳게 믿고 있습니다. 물론 땀은 건강하게 흘러야 합니다. 넘치지도 않고 모자라지도 않게 적당해야 합니다. 넘치는 것도 모자라는 것도 모두 건강하지 못한, 병적인 것이기 때문입니다.

땀 분비에 이상이 초래된, 곧 건강하지 못한 땀은 크게 네 가지로 나뉩니다. 땀 분비량이 지나치게 많은 땀과다증, 땀이 전혀 나지 않는 무한증, 땀에서 고약한 냄새가 나는 땀악취증, 홍색·황색·흑색 등 다양한 색깔의 땀이 묻어나는 색땀증으로 구분되는데, 가장 흔한 땀 분비 이상은 역시 땀과다증입니다. 속칭 '암내'라는 땀악취증으로 고민하는 분도 적지 않지만, 대다수의 땀 분비 이상은 흔히 다한증이라 일컫는 땀과다증입니다. 주위를 둘러보면 심신(心身)의 과도한 부하 탓에 땀이 방울방울 맺히는 것을 넘어 줄줄 흐르는 지경에 이르는 다한증으로 고통받는 분들이 아주 많지 않습니까? 걸핏하면 손발에 땀이 흥건해지는 수족다한증을 앓는 환자만 하더라도 전 인구의 1% 이상으로 추정될 정도이니…. 물론 땀 한 방울 흘리지 않으면서 남의 재물이나 갈취하는 못된 '불한당(不汗黨)'도 상당수입니다.

생명을 위협하는 암·뇌졸중·심근경색 등과 비교한다면, 다한증은 그리 절박한 질환이 아닐 겁니다. 다한증을 아무리 심하게 앓을지라도 당장 목숨까지 빼앗기지는 않기 때문입니다. 그러나 실생활에서의 고충을 생각한다면, 다한증은 무척 심각한 질환임에 틀림없습니다. 잠잘 때마다 땀으로 이불을 흠뻑 적신다면, 사타구니가 늘 땀으로 축축하게 젖어 있다면, 손바닥에 뚝뚝 흘러내리는 땀을 쥐는 게 다반사라면, 하루 이틀도 아니고 살아가는 나날이 얼마나 괴롭겠습니까? 다한증은 삶의 질을 현격히 떨어뜨리고, '더불어 함께'하는 사회적 활동에도 큰 지장을 초래하는, 매우 귀찮고

다한증의 이해와 치료

피곤한 질병입니다.

　서양의학에서는 특별한 원인 질환 없이 원래부터 땀이 많은 '국소성 본태성 다한증'을 치료하는 가장 확실한 방법으로 교감신경 차단술을 꼽습니다. 하지만 수술을 시행한 모든 환자에게서는 이른바 '보상성 다한증'이라는 부작용이 나타납니다. 손바닥·겨드랑이·얼굴에 땀이 많이 나서 수술했더니, 앞가슴·허벅지·종아리 등 전혀 새로운 부위에 땀이 많이 나는 것입니다. 안타깝게도 아직까지 이 문제를 해결할 방법은 없다고 합니다. 인위적으로 신경을 차단해서 어느 한 부위의 땀 분비를 막으면, 인체가 알아서 다른 부위의 땀 분비를 늘려 균형을 맞춰버린다면서…. 그렇다면 다한증은 애초부터 우리 몸이 스스로를 보호하기 위한, 곧 인체의 자체 방어기제에 의한 불가피한 현상이라는 뜻이지 않습니까? 필연적인 부작용이 동반되는 수술에 앞서, 왜 다한증이 발생하는지 재차 면밀히 따져봐야 하지 않겠습니까?

　필자들은 한의학적 질병관의 도입을 제안합니다. 땀과다증·무한증·땀악취증·색땀중 등의 땀 분비 이상을 '체내 장부(臟腑)·경락(經絡)의 부조화'라는 관점으로 바라보자는 것입니다. 주지하다시피 다한증을 위시한 여러 가지 땀 분비 이상은 세균이나 미생물과 같은 실체적 존재에 의해 나타나는 증상이 아니라, 체내 기능의 과부족에 따른 인체의 자체방어현상이지 않습니까? 벽안(碧眼)의 의철학자 조르주 캉길렘(Georges Canguilhem)도 그의 역저 『정상과 병리(Le normal et le pathologique)』에서 "결핍성의 질병과 모든 전염성 혹은 미생물 질병은 존재론적 관점을 뒷받침하고, 내분비장애와 접두어 'dys'가 붙는 모든 질병은 역동적 혹은 기능적 관계론적 관점을 지지한다."고 하지 않았습니까?

과문함을 무릅쓰고 땀에 대한 거의 모든 것을 담고자 한 이 책은 크게 네 부분으로 나뉩니다. 1·2·3장은 땀과 관련된 생물학·화학·의학·인류학적 이야기 및 다한증을 비롯한 땀 분비 이상에 관한 서양의학적 내용입니다. 땀샘[汗腺]의 구조와 기능은 무엇인지, 서양의학에서는 다한증·액취증 등을 어떻게 치료하는지 자세히 설명한 부분입니다. 4장은 『정상과 병리』라는 캉길렘의 책에 대한 간략한 소개입니다. 물리·화학적 상태로 환원 불가능한 인체의 제반 생명현상에 대해 무엇을 기준으로 '정상'과 '병리'를 판가름해야 하는지 다시금 생각해보자는 뜻입니다. 5·6장은 『동의보감(東醫寶鑑)』을 위시한 여러 한의학 문헌에 수재된 땀에 관한 기록을 일목요연하게 요약한 것입니다. 특히 많은 분들이 고통 받고 있는 자한(自汗)·도한(盜汗)·수족한(手足汗)·음한(陰汗)·액한(腋汗) 등에 대해서는 사용빈도가 높은 처방(處方)까지 수록해 놓았으므로 적지 않은 도움이 될 것입니다. 마지막 7장에서는 Q & A 형식을 빌려 땀 관련 궁금증을 간단히 정리했습니다. 필자들의 홈페이지·블로그 등에 올라온 땀과 관련된 질문들을 빈도수가 높은 순서대로 몇 가지 간추린 것입니다. 한편 각 장 사이사이에는 경옥고(瓊玉膏)·생맥산(生脈散)·총명탕(聰明湯) 등 일반인들에게 많이 알려진 한방 처방에 대해 상세한 해설을 실어놓았습니다. 땀이라는 주제

다한증의 이해와 치료

와는 좀 거리가 있지만, 이들 처방의 탄생 배경과 적응증 등을 확실하게 파악한다면, 한의학에 대한 이해도가 한층 높아지리라 생각했기 때문입니다.

모쪼록 이 작은 책자가 땀 분비 이상으로 고통받는 환자분들과 이들을 치료하고자 불철주야 노력하는 의료인들에게 유익하게 읽히기를 기원합니다.

2016년 10월

안세영·조정래 謹識

차 례

1장
땀의 사전적 이해

땀이 뭔지 모르는 사람은 거의 없다. 엄마 품에 안긴 젖먹이가 아닌 바에야 무엇을 땀이라 일컫는지 다들 알기 때문이다. 30℃를 훌쩍 넘기는 삼복더위에 가만히 앉아 있어도 줄줄 흐르는 게 땀이고, 심한 열 감기에 걸린 아이가 몸이 불덩이 같더니 곧장 뒤범벅되는 게 땀이며, 어릴 적 동네 어귀에서 친구들과 함께 신나게 뛰놀때 온몸을 흥건하게 적시는 게 땀이지 않은가? 또 있다. 청양고추를 한입 베어 물자마자 이마에 송골송골 맺히는 게 땀이고, 양심에찔리는 거짓말을 하느라 자신도 모르게 흘리는 게 땀이며, 가슴 콩닥거리면서 우리나라 대표 팀의 축구 경기를 볼 때 저절로 손에 쥐어지는 게 땀이지 않은가?

그렇다. 우리들은 땀이 뭔지, 또 언제 흘리게 되는지 경험적으로 모두들 알고 있다. 그럼에도 불구하고 "땀이 도대체 뭐냐?"라는 질문을 받으면 쉽사리 답하기 어렵다. 빤히 아는 걸 왜 묻나, 물어보는 저의가 뭐냐 의아해하면서도 영 대답이 궁색해진다. 하지만 당황할 필요는 없다. 인터넷 검색창에 '땀'이라는 한 글자만 넣고 두드리더라도 땀과 관련된 온갖 지식·정보를 손쉽게 접할 수 있기 때문이다. 그럼 한번 찾아보자.

포털 사이트의 메인 검색창에 '땀'이라는 글자 하나를 쳐넣자, 땀과 관련된 여러 항목들이 주르륵 펼쳐진다. '땀 많은 체질'을 필두로, '땀 안 나는 법', '땀', '땀 억제제', '땀띠 치료법', '겨드랑이 땀 억제', '땀 냄새 제거' 등 연관 검색어들까지 덩달아 검색창을 위아래로 늘이면서 하나 가득 드러난다. 성급한 마음에 궁금해했던 땀 관련 검색어를 곧장 누르고도 싶다. 하지만 초심을 잃지 않으려 애쓰며 엔터키를 쾅 두드려본다. 그러자 이번에는 어학사전, 의학정보, 블로그, 지식in, 매거진, 이미지, 지식백과, 포스트, 뉴스, 카페, 전문정보, 쇼핑, 사이트, 영화, 음악 등등이 화면을 꽉 채우고도 남아 연신 스크롤을 하게 만든다. 인터넷이 정보의 바다임을 실감하는 순간이다. 그렇다면 차고 넘치는 이 정보의 바다에서 어떻게 움직여야 할까? 웹서핑을 할 때 이것만이 정답이라고 못 박을 순 없지만, 그래도 역시 사전을 제일 먼저 열어보는 게 좋다고 생각한다.

국어사전은 '땀'을 "사람의 피부나 동물의 살가죽에서 나오는 찝찔한 액체"라고 풀이해 놓았다. 아울러 "염분·지방산·요소 따위가 있어 특유한 냄새가 나는데, 주로 날씨가 덥거나 운동을 하거나 긴장을 하거나 병으로 몸에서 열이 날 때 분비된다.”고 덧붙여 놓았다. 뒤이어 다소 어려운 한자어 '임한(淋汗)'을 비슷한 말이라 했고, '땀'이란 단어의 쓰임새를 알려주고자 우리나라 유명 작가들의 문학작품에 나오는 문장을 예문으로 소개해 놓았다. 가령 “땀 밴 손으로 총신을 단단히 쥐고 숨을 죽이곤 내려가는 대열이 끝나길 기다렸다.”(이병주의 『지리산』), “빨갛게 달아오른 함안댁 얼굴에 땀이 솟는다.”(박경리의 『토지』)처럼….

한편 '땀'이란 낱말은 은유적으로도 많이 쓰인다. 해서 '땀'의 두 번째 뜻풀이로 “노력이나 수고를 비유적으로 이르는 말”이라는 설명이 뒤따라 나온다. 그리고 이런 뜻의 예문으로 “우리의 역사와 전통과 문화는 모두가 우리 선조들이 피와 땀으로 이룩하고 가꾸며 지켜 온 것들이다.”, “그의 그림 한 점 한 점이 모두 피와 땀의 결정이었다.” 등을 수록해 놓았는데, 한의사 입장에서는 좀 아쉬운 대목이다. 연원을 따지면 분명 '한혈동원(汗血同源; 땀과 피는 그 근원이 같다.)'이라는 한의학 이론이 출발점일 텐데, 그에 대한 언급은 없기 때문이다. 물론 한의학이 지금보다 널리 알려져 더욱 일반화된다면, 언젠가는 '한혈동원'이라는 네 글자가 첨부될 날이 올 것이다.

'땀'이라는 우리말 뜻풀이 뒤에 등장하는 속담과 관용구에 대한 내용도 그냥 내치기는 좀 아깝다. 예로부터 면면히 이어져 내려온 이런 말에는 선인들의 지혜가 고스란히 녹아 있기 때문이다. 가령

"땀은 땀대로 흘리고 농사는 풀 농사만 짓는다.", "땀 흘린 밭에 풍년 들고 피 흘린 곳에 기와집 짓는다." 등과 같은 속담은 내용도 어렵지 않거니와 무척 재미있지 않은가? 또 관용구 중에 '땀을 들이다.'는 표현도 있던데, 이 문구는 이 책을 쓰면서 처음 알게 되었다. 아무튼 "나무 그늘에서 땀을 들이다.", "새참 동안 땀을 들이다."라는 문장은 '몸을 시원하게 해서 땀을 없애다.', '잠시 휴식을 취하다.'의 의미라고 한다.

어떤가? 국어사전만 읽어보더라도 땀에 대해 상당한 지식을 얻을 수 있지 않은가? 그렇지만 여전히 성에 차지 않는 느낌이다. 인터넷 검색창에 '땀'을 검색어로 넣고 두드리는 까닭은 거의 전부 땀과 연관된 건강 정보를 얻으려는 목적이기 때문이다. 작가 지망생이 아닌 바에야 땀 관련 표현이나 유명 문장가의 예문을 일일이 뒤적일 이유는 없지 않은가? 물론 국어사전에도 땀과 관련된 의학 정보가 없는 건 아니다. "건강할 때(더운 날씨·운동·긴장)나 병들어 몸에서 열이 날 때 피부에서 나오는 찝찔한 액체로서, 염분·지방산·요소 등이 함유되어 특유의 냄새를 풍긴다."고 설명해 놓지 않았던가? 하지만 궁금증을 해소하기에는 턱없이 부족한 게 사실이다. 해서 다시금 의학 정보를 클릭할 수밖에 없다.

'땀'을 검색했을 때 어학사전 바로 밑에 나오는 의학 정보에는 유명 대학병원에서 제공한 '땀' 관련 의학 지식—엄밀히 말해 서양의학적 지식—이 꽤 자세히 실려 있다. '땀'의 정의를 비롯해서 땀을 분비하는 땀샘[汗腺]의 종류와 위치, 이들 땀샘의 구조와 기능, 땀과다증·무한증·땀악취증·색땀증 등의 관련 질병 및 전분시험 등의 관련 검사까지 일목요연하게 수록되어 있다. 물론 많은 사람들이 고통 받는 다한증(多汗症, hyperhidrosis)과 액취증(腋臭症, osmidrosis axillae), 곧 땀과다증과 흔히 '암내'라 부르는 겨드랑이 땀악취증 등은 또다시 찾아봐야 한다. 하지만 땀에 대한 대강의 기초 지식으로는 크게 부족하지 않다. 그럼 이를 토대로 삼아 '땀'에 관한 제반 지식을 섭렵해 보도록 하자.

경옥고(瓊玉膏)

'의식동원(醫食同源)' 혹은 '약식동원(藥食同源)'! 잘 아시겠지만 우리들이 일상적으로 섭취하는 음식이 곧 우리의 질병을 치료하는 약이 될 수 있다는 말입니다. 그런데 간혹 가족들과 쇼핑하느라 백화점이나 대형 할인점을 거닐다 보면 한의학을 특징적으로 요약한 이 한자성어가 심하게 왜곡되어 사용되고 있음에 섬뜩한 느낌을 많이 받습니다. 이야기인즉슨 식품 매장의 진열대에 가지런히 전시된 상품의 이름은 무슨무슨 탕이라 하여 한약임에 분명한데, 어느새 식품으로 둔갑하여 한의사인 필자들 앞에 떡 버티고 있기 때문이지요. 음식이 곧 약임은 분명하지만 그렇다고 약이 곧 음식은 아닐진대….

잘 알려진 경옥고(瓊玉膏)를 예로 들어 살펴봅시다. 경옥고는 중국 송(宋)나라 때 홍준(洪遵)이란 의사가 자신의 경험과 전해 들은 처방들을 한데 묶어 정리한 『홍씨집험방(洪氏集驗方)』이란 책에 가장 먼저 등장합니다. 홍준이 밝힌 대로 신철옹(申鐵瓮)이라는 사람이 인삼(人蔘)·생지황(生地黃)·복령(茯苓)·꿀[白蜜] 등 네 가지 약물로 만든 경옥고가 건해(乾咳), 즉 마른기침에 좋은 효과가 있음을 알고 자신의 책에 수록해 놓은 것이지요. 그런데 경옥고의 치료 효과가 매우 뛰어났던지 후대의 의서(醫書)에 등장하는 빈도가 날로 높아지게 되었습니다. 명나라 주권(朱權)의 『구선활인심법(臞仙活人心法)』, 청나라 장로(張璐)의 『장씨의통(張氏醫通)』 등은 물론 우리나라 허준(許浚)의 『동의보감(東醫寶鑑)』에도 상세한 설명이 실려 있을 정도니까요. 물론 경옥고에 대한 내용 또한 더욱 보충되어 풍부해졌는데, 그에 따른 역작용 때문인지 한편으론 과장된 내용도 많아졌습니다.

경옥고는 원래 폐(肺)에 화열(火熱)이 있는 까닭에 폐의 진액(津液)이 부족해져 발생하는 마른기침을 치료하기 위해 만들어진 처방입니다. 즉 진액을 보충해주는 생지황, 건조해진 폐를 촉촉하게 적셔주는 꿀, 허약해진 폐의 기운을 북돋는 인삼, 폐의 화열을 없애주는 복령, 이 네 가지 약물을 적절히 배합함으로써 폐열(肺熱)로 인한 가래 없는 기침의 치료에 목표를 둔 것입니다. 후대에는 여기에 폐와 심장을 안정시키는 호박(琥珀)과 우리 몸에 있는 기(氣)의 오르내림을 원활하게 해주는 침향(沈香)을 첨가해서 끊이지 않는 마른기침으로 가슴이 은은하게 아픈 것까지를 해소코자 했습니다.

또 여기에 그치지 않고 맥문동(麥門冬)·천문동(天門冬)·지골피(地骨皮) 등의 약물을 더 첨가하면서, 그 이름까지 아예 익수영진고(益壽永眞膏)로 바꿔 버리기도 했습니다.

　약물이 몇 가지 첨가되고 이름이 바뀐 건 원래의 의도에 어긋나지 않을 뿐 아니라 오히려 효능의 보완이란 측면이 크기 때문에 전혀 걱정할 필요가 없습니다. 우리가 진정 경계해야 할 것은 그러면서 그 효능이 지나칠 정도로 부풀려졌다는 데 있습니다. 한번 살펴볼까요? 명나라 때의 유명한 의사 이천(李梴)은 그의 저서『의학입문(醫學入門)』에서 경옥고의 효능을 다음과 같이 설명하고 있습니다. "인체 내의 에센스라 할 수 있는 정수(精髓)를 보충해 주고 진기(眞氣)를 고르게 해서 늙은이를 젊어지게 만든다. 병이 오래되어 신체가 허약해진 이른바 허손증(虛損證)을 보강시켜 줌으로써 온갖 질병을 낫게 해준다. 또한 정신이 맑아지고 오장육부가 충실해지며, 흰머리가 다시 검어지고 빠진 이가 다시 나오며, 걸음걸이는 뛰는 말과 같이 경쾌하고 빨라지게 된다. 하루에 두세 번 복용하면 종일토록 배고프거나 갈증을 느끼지 않는다. 이처럼 이 약의 효과는 이루 다 말할 수 없을 정도이다. 한 제 분량을 다섯 사람의 몫으로 나누어 쓰면 반신불수 환자 다섯 명을 치료할 수 있고, 열 사람 몫으로 나누어 쓰면 노채병(勞瘵病; 오늘날의 폐결핵에 비유할 수 있는 병증) 환자 열 명을 치료할 수 있다. 만약 이 약을 27세부터 먹기 시작하면 360세까지 살 수 있고, 64세부터 먹기 시작하면 500세까지 살 수 있다."

어떤가요? 이 말 그대로 믿어지시나요? 굳이 철석같이 믿고서 무턱대고 먹겠다면 할 말 없지만, 원래의 의미와는 거리가 꽤 있지 않나요? 아, 그렇다고 경옥고가 전혀 무익하다는 뜻은 절대 아닙니다. 무익하기는커녕 가을철 물기 빠진 낙엽처럼 비쩍 마른 사람이 듣기에도 안타깝게 컹컹 소리 내며 가래 없는 마른기침을 할 때에는 더없이 좋은 약임에 분명합니다. 그렇지만 혈색 좋고 살집도 통통한 사람이 성인병 예방한답시고 삼시 세끼 밥 먹듯 찾는다면 좀 난센스 아닌가요? 경옥고라는 이름은 옛날 황제(黃帝)가 곤륜산(崑崙山)에서 나오는 백옥(白玉) 속의 꿀 같은 것을 상식(常食)해 영생을 얻었다는 전설에서 유래되었습니다. 설마 죽지 않으려 그토록 발버둥쳤던 진시황이 이 경옥고를 모르고 지나쳤을까요?

　시장이 반찬이란 이야기가 있습니다. 허기진 상태에서는 밥 자체가 그야말로 꿀맛이죠. 하지만 배부른 상태에서 진수성찬이라는 이유 하나만으로 꾸역꾸역 집어넣는다면, 얻는 것이라곤 배탈밖에 없지 않겠어요?

2장

땀이란
무엇인가

땀의 주된 역할이 체온조절이라는 걸 모르는 사람은 거의 없다. 또 우리 몸에는 에크린선(eccrine gland)과 아포크린선(apocrine gland)이라는 두 가지 종류의 땀샘이 있으며, 액취증은 주로 아포크린선과 관련되어 있다는 것도 거의 상식에 속한다. 여기서는 이런 기초 상식을 바탕으로 땀과 연관된 온갖 잡다한 지식을 조금 더 자세하게 살펴볼 것이다. 생물학·화학·의학·인류학 가리지 않고 몽땅 그러모아 소개할 작정인데, 불필요하리라 지레짐작하지 말고 차근차근 알아보기로 하자.

흔히 땀은 '전신의 피부에 분포된 땀샘에서 분비되는, 대부분이 물로 된 액체'라고 정의한다. 그런데 이런 정의는 읽는 순간 두어

가지 궁금증을 곧바로 떠올리게 만든다. 온몸에 퍼져 있다는 땀샘이란 어떤 것인지, 대부분이 물이라는데 나머지 성분은 무엇인지, 그리고 흘리는 땀의 양은 도대체 얼마나 되는 것인지 등에 대한 궁금증이다. 설명을 하다 보면 앞뒤 분명하지 않게 뒤죽박죽 뒤섞일 텐데, 편의상 땀샘에서부터 출발하도록 하자.

우리 몸에는 약 200~400만 개의 땀샘이 있다. 이렇게 어마어마한 수의 땀샘들은 평균 15,200cm²에 달하는 우리 몸의 표면 곳곳에 퍼져 있는데, 얼마나 촘촘하게 있느냐는 신체 부위가 어디냐에 따라 다르다. 손바닥·발바닥·겨드랑이·음낭·대음순 등처럼 땀샘이 잘 발달한 곳도 있고, 귀두부·결막 등처럼 땀샘이 아예 없는 곳도 있기 때문이다. 각각의 땀샘은 단단하게 잠긴 작은 관으로서 진피(眞皮, dermis) 깊숙이 틀어박혀 거의 쉬지 않고 작동하고 있으니, 땀 흘릴 일 없는 쾌적한 날씨 아래서도 적정량의 땀을 만들어 피부를 촉촉이 적셔준다. 곧 땀은 체온조절뿐만 아니라 돌담처럼 쌓인 피부 세포의 틈으로부터 배어나오는 물기와 함께 천연 보습제의 역할도 수행하는 것이다.

비중 1.002~1.005, pH 4.2~7.5의 땀은 99% 이상의 물과 약 1%의 나트륨·요산·요소·염소·칼륨·젖산·질소 함유물 등으로 구성된다. 성분으로만 따지면 땀에는 오줌 속에 포함되는 물질 거의 대부분이 극히 소량씩 들어 있으니, 땀은 마치 오줌을 대량의 물로 희석한 양상이다. 이런 까닭에 땀을 많이 흘렸을 때는 엷은 오줌을 눈 것처럼 셔츠가 노랗게 물들기도 한다. 단 성분의 비율은 현저히 낮다. 가령 오줌에는 1.7%나 들어 있는 지린내의 주성분인 요소가 땀에는 그 10분의 1에 해당하는 0.17%밖에 들어 있지 않다. 아무튼 땀을 이루는 이들 성분의 농도는 체내 수분의 양과 땀의 양에 따라 다르고, 땀의 증발 속도와 온도 등에 따라서도 다른데, 눈에 띄지 않게 흐르면서 천연 보습제의 역할을 수행하는 땀은 거의 순수한 물에 가깝다.

땀샘에서 분비되는 땀의 양은 보통 1일 600~700㎖이다. 물론 이는 한여름에 정장을 껴입고서 땀 한 방울 흘리지 않는 사람일지라도 이 정도는 나온다는 말이고, 운동할 때를 가정하면 하루에 흘리는 땀의 양은 4,000~10,000㎖까지도 이른다. 페트병으로 몇 병이나 되는지 가늠하면서 깜짝 놀랄 필요 없다. 3.9㎞를 헤엄치고 자전거로 180㎞를 경주한 뒤 다시 42.195㎞를 달리는 철인 3종 경기 선수들은 대회 기간 동안 평균 15ℓ의 땀을 흘리고서도 멀쩡히 살아 있기 때문이다.

위에서도 언급했듯이 우리 몸에는 에크린선과 아포크린선이라는 두 종류의 땀샘이 있다. 어원적으로 eccrine은 'ec(out) + crine(separate)'이고, apocrine은 'apo(from)+crine(separate)'이니 둘 다 '분리·배출'의 뜻인데, 굳이 따지자면 eccrine은 '몸 밖으로의 배출'의 인상이 짙고, apocrine은 '무언가로부터의 분리'의 의미가 강하다. 실제로 이들 땀샘을 현미경으로 들여다보면 에크린선은 세포 내에서 분비물을 합성해서 소포(小胞, vesicle)를 통해 세포 밖으로 분비하는 데 반해, 아포크린선에서는 선세포의 세포

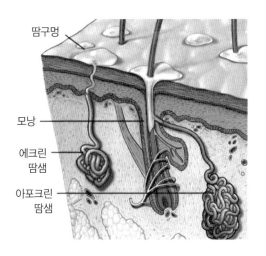

땀구멍

모낭

에크린
땀샘

아포크린
땀샘

피부 단면도

형질이 부분적으로 붕괴·탈락되어 분비물이 혼입된 형태로 분비한다. 이런 연유로 과거에는 에크린선을 부분분비선(部分分泌腺), 아포크린선을 이출분비선(離出分泌腺)이라고도 불렀는데, 요즘에는 거의 쓰이지 않는다. 또 크기에 따라 에크린선을 소한선(小汗腺), 아포크린선을 대한선(大汗腺)이라고도 했는데, 이런 용어 역시 근래에는 잘 사용하지 않는다.

에크린선과 아포크린선을 구분하는 까닭은 이들 땀샘의 분포 부위가 다르고, 땀의 성분도 다르며, 땀의 역할 또한 다르기 때문이다. 우선 에크린선은 온몸의 피부에 골고루 퍼져 있으면서 짭짤한 소금물과 같은 땀을 분비함으로써 주로 체온조절의 역할을 수행한다. 반면에 아포크린선은 겨드랑이 밑·젖꼭지 주위·외이도·항문 언저리·콧잔등·눈썹 근처 등의 특정 부위에 국한되어 분포하면서 냄새가 나는 지방산이 함유된 땀을 분비함으로써 특유의 체취(體臭)를 형성하는 역할을 한다. 특히 겨드랑이 밑은 아포크린선이 현저하게 발달한 곳이라서 유독 땀이 많을 수밖에 없는데, 여기서 나는 땀 냄새를 일컬어 흔히 '암내'라고 한다. 혹 이 '암내', 혹은 '액취증(腋臭症)', 혹은 '겨드랑이 땀악취증'으로 고민한다면, 무턱대고 향수를 뿌리기에 앞서 피부부터 청결히 유지하도록 애써야 한다. 왜냐하면 불쾌한 냄새는 땀에 함유된 지방산·단백질 등의 유기물들이 피부에 있는 세균의 작용으로 초산 따위에 분해된 연후에 만들어지기 때문이다. 겨드랑이 땀, 곧 아포크린선의 분비물조차도 바로 나왔을 때는 거의 냄새가 없다는 말인데, 땀이 나고서 대략 6시간가량 지나면 세균들이 충분히 활동한 이후라서 냄새를 풍기게 된다.

아포크린선은 원래는 특유의 냄새를 만들어 자신의 존재를 주위, 특히 이성에게 알리는 역할을 했을 것으로 여겨진다. 다만 진화의 맨 꼭대기에 있는 인간에 이르러서는 그 기능이 많이 퇴화되었으니, 발생학적으로도 아포크린선은 하급의 땀샘으로 취급되며 분비되는 땀의 양 또한 에크린선과는 비교가 되지 않을 정도로 적다. 그럼에도 불구하고 인간 역시 사춘기가 되면 아포크린선의 움직임이 활발해져 고약한 냄새를 퍼트리는 경우가 발생하는데, 여성에서는 월경 전기에 더욱 뚜렷하게 나타난다. 따라서 '겨땀'으로 고통 받는 여성에게 함부로 '암내' 운운해서는 안 된다. 암내란 본디 "동물

다한증의 이해와 치료

암컷이 발정기에 수컷을 유혹하기 위해 몸에서 뿜어내는 냄새"라는 뜻으로, '암컷 내음'의 준말에 다름 아니기 때문이다. 직립보행하며 언어까지 현란하게 구사하는 여성을 한낱 동물 취급해서야 되겠는가?

아포크린선에서 분비되는 땀의 양은 인종에 따라 다르다. 백인종과 흑인종의 분비량은 상대적으로 많고, 황인종(몽골인종)은 상대적으로 적다. 따라서 백인이나 흑인이 대다수인 사회에서는 거의 모두가 강한 체취를 내뿜고 다닌다고 할 수 있다. 그러나 인간의 감각 중 후각이 가장 쉽게 피로를 느끼는 탓에 익숙하게 길들여진 셈인지, 그들은 액취증을 예사로 여기며 그다지 신경 쓰지 않는다. 그럼에도 불구하고 미국·캐나다·오스트레일리아 사람들은 땀 냄새 제거제를 사느라 연간 약 50억 달러를 쓴다고 한다. 물론 나폴레옹은 당시 아무리 효과 좋은 땀 냄새 제거제나 향수가 있었을지라도 사지 않았을 것이다. 그는 전장에서 집으로 돌아올 때면 미리 편지를 띄워 아내에게 씻지 말고 기다릴 것을 요구할 만큼 체취에서 성적 흥분을 느끼는 사람이었으니까….

서양에서는 땀을 많이 흘리는 사람을 빗대어 "돼지처럼 땀 흘린다(sweat like a pig)."라는 표현을 많이 쓴다던데, 사실 돼지는 땀샘이 퇴화되어 땀을 거의 흘리지 않는다. 그렇다면 우리나라 사람들이 즐겨 쓰는 "개 발에 땀 난다."라는 말의 진위 여부는? 이 또한 비유일 뿐 사실이 아니다. 두텁게 쌓인 각질 탓에 거칠거칠한 사람의 발바닥에는 땀샘이 25만 개나 있지만, 반질반질한 강아지 발바닥에는 땀샘이 전혀 없기 때문이다. 소나 고양이처럼 땀 관련 속담에 등장조차 못하는 동물 역시 땀이 극히 적은 건 마찬가지다. 인간을 제외한 포유류는 모두 아포크린선만 갖고 있기 때문이다. 물론 이마저도 많이 퇴화되어 개 냄새·돼지 냄새 등의 체취 형성에 관여할 뿐이다. 단 튼실한 허벅지로 최고 시속 90㎞까지 내달릴 수 있는 말은 예외적으로 아포크린선만 갖고서도 전신적인 발한이 가능하다고 한다. 그런데 아직까지도 자동차의 성능을 이야기할 때 '마력(馬力, HP; Horse Power)'이란 용어를 사용하는 까닭은 무엇일까? 혹시 아포크린선만 있으면서도 인간을 위해 온몸으로 땀 흘리며 뜀박질했던 말의 노고를 기리고 싶기 때문은 아닐까?

앞에서도 언급했듯이 에크린선에서 분비되는 땀의 가장 큰 목적은 체온조절이다. 쥐도 새도 모르게 흘러나오면서 피부를 촉촉하게 적셔주는 보습작용도 하고, 성분이 아주 묽은 오줌과 같다는 점에서 콩팥처럼 노폐물 배설작용도 하지만, 주된 작용은 역시 체온을 일정하게 유지하도록 조절하는 것이다. 샤워 후 물기를 다 닦지 않은 상태에서 선풍기 바람을 쐬노라면 가끔씩 오싹할 정도의 한기(寒氣)마저 들지 않던가? 이는 물에 젖은 것이 마를 때 기화열(氣化熱)이 날아가며 식는 이치로, 인체 또한 능률적인 냉각 시스템을 작동시키는 것이다. 땀을 증발시켜 얻는 체온조절 효과는 무척 커서, 체중 60㎏의 사람이 땀을 1ℓ가량 흘리면 체온이 12℃나 내려갈 정도이다. 이렇게 완전 자동의 성능 좋은 냉방장치를 적절히 가동하는 덕택에 우리는 아무리 날씨가 더운 날이라도, 또 아

다한증의 이해와 치료

무리 심하게 운동했을지라도 숯 검댕 묻은 통닭구이가 되지 않은 채 항상 36.5℃ 정도의 일정 체온을 유지할 수 있다.

땀을 흘리게 되는 기온은 사람에 따라 또 활동 상황에 따라 다르다. 하지만 대개 30℃를 넘기면 많은 사람들이 편안하게 안정을 취할지라도 땀을 흘리기 시작한다. 습도가 높은 경우에는 25℃ 정도에서 땀이 흐르고, 운동을 하는 경우라면 20℃에서도 땀을 흘릴 수 있다. 아니 영하 15℃를 오르내리는 한겨울에도 격렬하게 운동할 때는 땀이 줄줄 흐르게 된다. 병역의 의무를 마친 사람이라면, 매일 아침 웃통 벗은 채 상반신 누드로 구보(驅步)했던 기억을 떠올려보라! 30여 분의 뜀박질만으로도 몸에서 김이 모락모락 피어오르며, 구슬처럼 영롱한 땀방울이 뚝뚝 떨어지지 않던가? 물론 땀이 가장 잘 나는 외부 조건은 온도와 습도가 높은 고온다습(高溫多濕)한 환경이다. 경험적으로도 한여름의 푹푹 찌는 무더위에 비 오듯 땀을 흘리는 분들이 많을 텐데, 한의사라면 이런 상황을 습열(濕熱)이 가중된 상태라고 이야기한다. 『동의보감』에서도 "땀은 습열 탓이다(汗因濕熱)."라고 하지 않았던가?

이번에는 '발한(發汗)'이라는 고성능 자동 냉각장치의 작동 과정을 살펴보자. 앞서 염천지절(炎天之節)의 무더위에도 사람이 36.5℃ 전후의 일정한 체온을 유지할 수 있는 비결은 땀을 낼 수 있기 때문이라고 했는데, 사실 외부의 기온이 높거나 운동으로 체온이 높아졌다고 해서 곧바로 땀이 나지는 않는다. 우선은 기온이

나 운동으로 데워진 혈액이 전신을 순환하면서 피부 표면 쪽으로의 흐름을 늘림으로써 복사(輻射) 및 대류(對流)에 의한 열기의 체외 방산을 모색하기 때문이다. 그러나 이것만으로 열기가 충분히 발산되지 않으면, 대뇌 시상하부의 체온조절중추는 자율신경을 통해 전신에 분포된 땀샘들에게 즉각적인 임무 수행을 명령한다. 이대로 가다가는 통닭구이 신세를 면치 못하니 빨리 땀을 분비해서 체온을 떨어뜨리라고 지시하는 것이다. 이에 땀샘은 곧장 땀을 뿜어내기 시작하는데, 여기에 더해 확장된 혈관으로의 혈류량 또한 늘어나면서 체열의 발산이 가속화되면, 체온은 언제 올랐냐는 듯 이내 냉정을 되찾아간다. 땀이 송골송골 맺히거나 몇 방울씩 뚝뚝 떨어지거나 줄줄 흐르거나 하면서 어떤 정점(頂點)을 찍고, 이후에는 되돌리기 버튼을 누른 것처럼 다시 역순(逆順)으로 되돌아가는 것이다. 어떤가? 땀이 나기 시작하면서부터 그치기까지의 과정이 눈앞에 선연히 그려지지 않는가?

앞서 언급한 대로 사람이 땀을 흘리게 되는 가장 일반적인 상황은 외부의 온도가 높거나 운동으로 체온이 높아졌을 때다. 즉 땀은 신체 내·외부의 온열 자극에 따른 '온열성 발한'의 경우가 제일 많다. 하지만 우리는 긴장하거나 매운 것 등을 먹을 때도 땀을 흘리곤 한다. 정서적 자극에 의한 '정신적 발한'이나 매운맛의 자극에 의한 '미각성 발한'의 경우도 있는 것이다. 그런데 이렇게 정서적으로 동요·흥분되었을 때, 또 청양고추 등을 씹었을 때 흘리는 땀은 보통의 온열성 발한과는 그 양상이 사뭇 다르다. 우선 땀이 나는

다한증의 이해와 치료

부위부터가 다르다. 온열성 발한은 손바닥·발바닥을 제외한 온몸인데 비해, 정신적 발한은 주로 손바닥·발바닥·겨드랑이 등이고, 미각성 발한은 거의 얼굴·머리·콧잔등에 한정된다. 또 땀을 내게끔 조정하는 중추 역시 다르다. 온열성 발한의 조정 중추는 시상하부의 앞 부위인데 반해, 정신적 발한은 대뇌피질이고 미각성 발한은 연수이기 때문이다. 물론 생전 처음 경험하는 맞선 자리에서 몹시 긴장한 탓에 손바닥이 흥건해지거나, 청양고추보다 훨씬 맵다는 '할라피뇨(jalapeno)'를 멋모르고 입에 물었다가 얼굴이 땀범벅이 되었다고 해서 걱정할 필요는 없다. 정신적 발한이나 미각성 발한 또한 온열성 발한처럼 지극히 정상적인 생리 현상이기 때문이다. 그렇다면 정상적인 생리 현상으로 간주하기 어려운 땀이란 무엇일까? 이번에는 땀의 이상에 대해 알아보기로 하자.

생맥산(生脈散)

더위에 민감한 사람들은 사계절 중 여름을 별로 좋아하지 않습니다. 당연한 이치입니다. 그렇지 않아도 몸에 열이 많은 편인데, 외부의 기온마저 높아진다면 엎친 데 덮친 격이 되어 땀을 줄줄 흘릴 수밖에 없기 때문입니다. 그래서 유난히 땀을 많이 흘리고 쉬 더위를 타는 사람이라면 매년 여름을 어찌 보낼까 걱정이 태산입니다. 하지만 사실 그토록 걱정할 필요는 또 없을 것 같다는 생각도 듭니다. 요즘이 어떤 시대인가요? 소위 정보화 시대, 인터넷 시대 아니겠어요? 건강 관련 사이트를 조금만 뒤적이면 생맥산(生脈散)이라는 무더위 극복 처방을 손쉽게 찾아낼 수 있으니까요. 물론 생맥산만 차처럼 끓여 먹으면 정말로 여름을 잘 이겨낼 수 있는지는 의문이지만….

생맥산은 중국 금(金)나라 때 이고(李杲)라는 의사가 저술한 『내외상변혹론(內外傷辨惑論)』이란 책에 가장 먼저 등장합니다. 이고는 스스로 호(號)를 도인의 체취가 물씬 풍기는 동원노인(東垣老人)이라 지었는데, 워낙 뛰어난 의술을 지녔던 까닭에 그에게 치료를 받았던 사람들이 감히 이름을 부르지 못하고 모두 이동원(李東垣)이라 칭했다고 전해집니다. 아무튼 이고, 아니 이동원은 유완소(劉完素)·장종정(張從正)·주진형(朱震亨) 등의 내로라하는 명의들과 함께 소위 금원사대가(金元四大家)로 일컬어질 정도로 의술이 출중했는데, 그는 질병을 치료함에 있어서 인체 내의 원기(元氣), 특히 소화기계로 비유될 수 있는 비위(脾胃)의 기운을 보강하는 방법을 중요시했습니다.

그가 살았던 시대에는 전란(戰亂)이 끊이지 않아 사람들은 항상 굶주림에 시달리고 정신적으로도 평안치 못해 질병이 많을 수밖에 없었습니다. 그런데 이전처럼 병사(病邪)를 공격하는 방법으로는 아무리 치료를 해도 효과가 나타나지 않자, 이동원은 비위가 손상되면 모든 병이 발생한다는 '내상학설(內傷學說)'을 주창하면서 원기의 보강에 힘쓰게 되었습니다. 이 때문에 후세에 그를 대표로 하는 학파를 보비파(補脾派)라고 불렀는데, 원나라 때의 명의 나천익(羅天益)과 왕호고(王好古) 역시 보비파에 속해서 보원기(補元氣)를 중요시했습니다.

생맥산에 대한 소개를 하다 보니 생맥산이란 처방을 창안한 이동원에 대한 설명이 많아져 이야기가 옆으로 샌 것 같지만 절대 그렇지 않습니다. 왜냐하면 생맥산의 효능을 한마디로 말하면 바로 허약해진 우리 몸의 원기를 보강하는 '보원기'이기 때문입니다. 뜨거운 여름철의 후끈한 열기로 인체의 원기가 손상 받아서 나타나는 여러 가지 증상, 가령 땀을 많이 흘리고 입이 마르며 온몸이 노곤하고 맥이 약한 경우 등을 원기를 보충하고 강화해줌으로써 해결한다는 것이지요.

이제 생맥산에 대해 더욱 자세히 살펴봅시다. 생맥산은 오행학설(五行學說)에 따라 소위 '화극금(火剋金)'의 상황을 치료하기 위해 만들어진 처방입니다. '하월염서(夏月炎暑)'라는 말처럼 여름철은 뜨거운 열기인 화(火)가 성행하는 계절인데, 이럴 때엔 인체 내의 장부 중 금(金)에 해당하는 폐(肺)가 마치 불에 의해 쇠붙이가 녹아내리듯 가장 손상 받기 쉽다는 생각에 착안한 것이지요. 그래서 폐의 기운을 북돋아주는 인삼(人蔘), 폐열을 식히면서 진액을 보충해주는 맥문동(麥門冬), 축 처져 늘어진 폐를 추슬러주는 오미자(五味子)를 적절히 배합함으로써 여름철의 열사(熱邪)에 손상되어 나타날 수 있는 폐의 허약함, 원기의 부족을 치료하고자 한 것입니다. 후세에는 여기서 그치지 않고 기운을 돋우어주는 황기(黃芪)와 감초(甘草), 열기(熱氣)를 해소시키는 황백(黃栢), 여름철 배탈·설사의 치료에 뛰어난 향유(香薷)와 백편두(白扁豆)를 추가해서 무더위 극복의 효능을 더욱 높이고자 했습니다.

"원기가 떨어졌다, 기운이 없다."는 말이 "맥 빠진다, 맥 풀린다.", 더 나아가 시쳇말로 "맥아리가 없다."는 것과 크게 다르지 않

다한증의 이해와 치료

다고 느끼신다면 동원노인께서 갈파한 "맥이란 곧 원기다(脈者 元氣也)."란 이론을 이미 체득한 거나 다름없습니다. 아울러 폐를 보해서 맥을 회복시키는, 소위 '보폐복맥(補肺復脈)'하는 효능이 있는 까닭에 처방 또한 근사하게 생맥산이라 이름붙일 수 있음도 이해하실 겁니다. 이렇게 생맥산은 무더운 여름철의 열기가 폐의 원기를 손상시켜서 나타나는 전신 권태·무기력·지나친 땀·기침과 갈증 등을 해소시켜 줌으로써 '익기해서(益氣解暑)', 즉 기운을 북돋우면서 여름을 이겨낼 수 있도록 해주는 멋진 처방입니다.

그럼 생맥산만 끓여 마시면 여름을 건강하게 이겨낼 수 있을까요? 옛날에 손진인(孫眞人)이란 의사는 헐벗고 굶주려 걸핏하면 더위 먹는 병자들을 안타깝게 여겨 여름철엔 생맥산을 항상 복용할 것을 권했다고 합니다. 하지만 그때의 여름과 오늘날의 여름은 사뭇 다르지 않습니까? 그 시대야 일사병·열사병을 걱정하던 시절이지만 요즘은 에어컨의 과도한 사용 때문에 냉방병을 염려하는 시대 아닌가요?

약은 병이 있을 때 먹는 것입니다. 썰렁할 정도로 에어컨을 틀어놓고 땀 한 방울 흘리지 않으면서, 무더위 극복 한약을 음료처럼 들이켠다? 세상에 이보다 더한 난센스가 또 어디 있을까요?

3장

땀의 이상

우선 『논어』의 「선진편(先進篇)」에 나오는 사자성어 관련 이야기 한 토막. 공자(孔子)의 제자인 자공(子貢)이 어느 날 스승에게 친구 둘을 거론하며 물었다. "자장(子張)과 자하(子夏) 중 누가 더 나은가요?" 공자는 "자장은 좀 지나치고, 자하는 좀 모자란다."고 대답했다. 이에 자공이 "그렇다면 자장이 더 낫다는 말입니까?"하고 다시 묻자, 공자는 "지나친 것과 모자란 것은 똑같다."고 답했다는 이야기*. 그렇다. 이게 그 유명한 '과유불급(過猶不及)'이다. 지나쳐도 안 되고 모자라도 안 된다는, 곧 중용(中庸)이 최고선(最

---

*『論語』·「先進篇」"子貢問師與商也孰賢 子曰師也過商也不及 曰然則師愈與 子曰過猶不及"

　다한증의 이해와 치료

高善)이라는 말씀! 그런데 만세의 스승으로 추앙 받는 공자의 이 뛰어난 통찰은 땀에도 고스란히 적용된다. 땀 또한 중도(中道)를 지켜야지, 너무 많이 나는 '다한증'이나 전혀 나지 않는 '무한증' 모두 건강하지 못한 것이기 때문이다.

상궤(常軌)를 벗어난 땀은 1장 말미에서 언급했던 것처럼 땀과다증·무한증·땀악취증·색땀증 등 크게 네 가지로 나눌 수 있다. 짐작하다시피 가장 흔한 땀 분비 이상은 땀과다증과 땀악취증인데, 무한증과 색땀증 또한 최근 들어 환자들이 늘어나는 추세이다. 물론 땀 분비에 영향을 미치는 요인은 하나둘이 아니다. 즉 〈표1〉에 정리해놓은 것처럼 나이·성별·기후에 대한 적응·일중 변화·자세·스트레스·식이·복용 중인 약물 등이 모두 땀 분비에 영향을 끼친다. 가령 젊은 사람이 노인에 비해 땀샘당 땀 분비량이 상대적으로 많고, 남성이 여성에 비해 땀 분비 온도의 역치(閾値, threshold)가 낮으면서 땀샘당 땀 분비량도 더 많다. 또 고온다습한 환경에 오랫동안 노출된 사람은 땀샘의 크기가 커지고 땀 분비량도 늘어난다. 아울러 땀은 하루 중에도 변화가 있어서 밤 12시부터 새벽 4시 사이에 땀 분비 온도의 역치가 가장 낮다. 자세 역시 땀 분비에 영향을 미치는데, 한쪽으로 돌아누울 경우 돌아누운 쪽에 비해 그 반대쪽이 땀이 더 많이 나온다. 스트레스를 받거나 매운 음식을 먹을 때 땀을 많이 흘린다는 것쯤이야 모두들 아는 사실이고…. 아무튼 이번에는 땀과다증·무한증·땀악취증·색땀증, 이들 네 가지

〈표1〉 땀 분비에 영향을 미치는 생리적 요인

요인	영향
연령	젊은 사람이 노인에 비해 땀샘당 땀 분비량이 많음
인종	인종 간에 유의한 차이 없음
성별	남성이 여성보다 땀 분비 온도의 역치가 낮으며 땀샘당 땀 분비량도 더 많음
기후에 대한 적응	고온다습한 환경에 오래 노출된 사람은 땀샘의 크기가 커지고 땀 분비량도 늘어남
일중 변화	밤 12시부터 새벽 4시 사이에 땀 분비 온도의 역치가 가장 낮음
자세	한쪽으로 돌아누울 경우 돌아누운 쪽에 비해 그 반대쪽이 땀이 더 많이 분비됨
스트레스	스트레스로 손바닥·겨드랑이·발·이마 등에 땀 분비가 늘어날 수 있음
식이	건강한 사람도 매운 음식 섭취 시 미각성 발한이 나타날 수 있음
피부 온도	땀 분비 온도의 역치는 피부 온도의 변화만으로도 변동 가능함

종류의 땀 분비 이상에 대한 서양의학적 견해를 차근차근 자세히 살펴보도록 하자.

다한증의 이해와 치료

땀과다증

땀과다증은 문자 그대로 땀이 과다한 것으로 흔히 다한증(多汗症, hyperhidrosis)이라 일컫는다. 즉 다한증은 인체의 땀 배출이 체온조절에 필요한 범위를 넘어 비정상적으로 과도하게 증가하는 것인데, 이는 다시 땀이 분비되는 부위에 따라 '전신성(generalized) 다한증'과 '국소성(regional) 다한증'으로 나뉜다. 물론 땀이 많이 나오도록 하는 원인 질환의 유무에 따라 '이차성' 혹은 '속발성(secondary)' 다한증과 '일차성' 혹은 '원발성(primary)' 다한증으로 구분할 수도 있다. 하지만 전신성 다한증은 대개 땀이 많이 나게 만드는 원인 질환에 의해 속발되는 경우가 대부분이고, 국소성 다한증은 원인 질환 없이 원래부터 땀이 많은, 이른바 '본태성(essential)'인 경우가 대부분이다. 따라서 다한증을 전신성과 국소성으로 나누든, 원발성과 속발성으로 나누든, 어떻게 분류해도 대동소이하다. 여기서는 편의상 전신성 다한증과 국소성 다한증으로 나누어 알아보기로 한다.

먼저 전신성 다한증은 신체 부위에 구분 없이 온몸에 고루 땀이 많이 나는 것으로, 보통 원인으로 작용하는 '기저 질환(underlying disease)'과 연관되어 나타난다. 가령 갑상선기능항진증·당뇨병·크롬친화세포종·악성 종양·만성 감염 등과 같은 질환이 있는 경우에는 땀이 전신적으로 많이 난다. 또 결핵·림프종·심내막염 등을 앓을 때도 온몸에서 땀을 많이 흘리는데, 이들 질환에서는 주로 야간 발한(night sweats)의 형태로 나타난다. 이외에 발작성 교감신경 발증(PSS; Paroxysmal Sympathetic Storm) *이나 샤피로증후군(Shapiro syndrome) **에서도 전신성 다한증이 나타나는데, 예후가 좋지 않은 이들 질환은 다행히도 극히 드물다. 따라서 전신성 다한증을 치료하려면 해당 질환을 우선적으로 치료해야 한다. 온몸에 흐르는 땀은 원인이 되는 기저 질환에 의해 나타나는 여러 가지 증상 중의 하나이기 때문이다. 물론 〈표2〉에 정리해놓은 것처럼 여러 가지 종류의 약물에 의해서도 다한증이 발생할 수 있으므로, 복용 중인 약물은 반드시 확인해야 한다.

한편 국소성 다한증은 신체의 일부분에만 땀 분비가 과다하게

---

* 간혹 발생하는 갑작스런 발한·고혈압·빈맥·빠른 호흡·고체온·신전 자세(extensor posturing) 등이 특징.
** 간혹 발생하는 저체온증을 동반한 땀과다증이 특징.

다한증의 이해와 치료

〈표2〉 여러 가지 다한증 유발 약물

	성분명	제품명
항콜린성 제제	Pyridostigmine	피리놀정, 도스민정, 메스티논정 등
선택적 세로토닌 재흡수 억제제	Citalopram	시탈로프람정, 에스시탐정, 에스시탈정, 에탈로프정, 뉴프람정 등
	Duloxetine	둘록사정, 세바타캡슐, 듀록셉틴캡슐, 듀로프렉스캡슐 등
	Escitalopram	에스시탈로프람정, 에탈로프정, 뉴프람정, 레시프람정, 사로프람정 등
	Fluvoxamine	듀미록스정 등
	Mirtazapine	밀타정, 레메론정, 미르탁스정, 멀타핀정, 밀타오디정 등
	Paroxetine	파록스정, 파록스씨알정, 한독세로자트정, 파록세틴서방정 등
	Trazodone	트로조든캅셀, 트리티코정, 트라조돈염산염정 등
	Venlafaxine	벤라팩트서방캡슐, 파마벤라팍신서방캡슐, 밴라팩트서방캡슐 등
삼환계 항우울제	Amitriptyline	염산아미트리프틸린정, 에트라빌정, 에나폰정 등
	Doxepin	사일레노정, 시네칸캅셀, 세피드린크림 등
	Imipramine	이미프라민정, 이미프라민염산정 등
	Nortriptyline	센시발정 등
	Protriptyline	비박틸정 등
녹내장 방지제	Pilocarpine	살라겐정, 필로겐정, 필로카르핀정, 오큐카르핀점안액 등
방광 자극제	Bethanechol	하이네콜정, 유니네콜정, 마이토닌정 등
마약류	Fentanyl	펜타닐주사, 팬타닐패치 등
	Hydrocodone	하이코돈정, 자이돈정, 하이세펜정 등
	Methadone	메타돈 등
	Morphine	모르핀주사 등
	Oxycodone	오코돈정, 옥시코틴서방정, 아이알코돈정, 프로콘틴서방정 등

일어나는 것이다. 땀이 나는 부위는 땀샘이 밀집된 손바닥·발바닥·겨드랑이·얼굴·콧등·팔다리의 접히는 부분·서혜부·회음부 등인데, 가장 흔한 부위는 겨드랑이와 손바닥, 발바닥이다. 굳이 순위를 매기자면, 주로 손바닥과 발바닥이고, 다음은 손바닥과 겨드랑이가 동반되는 경우이고, 그다음으로는 겨드랑이 단독 혹은 얼굴 순이다. 이렇게 몸의 특정 부위에서만 땀을 흘리는 국소성 다한증은 특별한 원인 질환 없이 발생하는 본태성인 경우가 대부분인데, 흔히 '다한증'이라고 하면 이 본태성의 국소성 다한증을 의미할 정도로 앓고 있는 환자 또한 상당히 많다. 가령 '손바닥 다한증'은 소아부터 성인에 걸쳐 전체 인구의 약 1%에서 발병한다고 알려져 있고, '겨드랑이 다한증'의 유병율(prevalence)*은 성인의 약 3%가량이다. 환자의 25~50%에서 가족력이 있는 것으로 알려진 이 본태성 다한증은 주로 사춘기를 전후해서 나타났다가 나이가 들면서 완화되거나 자연적으로 없어지기도 하지만 대개는 50~60대까지 지속되곤 한다. 또 문자 그대로 '본태성'이라 당연한 것이 겠지만, 분명 신경전달의 과민반응에 의해 생리적으로 필요한 정도 이상의 땀을 분비하는 자율신경계의 이상 현상임에도 불구하고 조직학적으로 땀샘이나 자율신경의 이상 소견은 발견되지 않는다. 쉽게 말해 본태성 다한증은 체질적인 소인(素因)에 더해 긴장이나

---

*어떤 시점에 일정한 지역에서 특정 질환을 가진 환자 수의 비율. 일정 시점에 해당 질환에 걸린 환자 수를 전체 인구수로 나누어 계산한다.

불안 등 심리적인 요인에 의한 경우가 대부분인 것이다.

본태성 다한증이 건강을 크게 해치는 경우는 거의 없지만 일상적인 사회생활에는 커다란 부담으로 작용하곤 한다. 손바닥 다한증의 경우 흠뻑 젖은 손 탓에 악수하기도 꺼려지고, 종이가 젖는 바람에 글씨 쓰기도 어려우며, 전기를 다룰 때는 자칫하면 감전 사고마저 일으킬 수 있기 때문이다. 겨드랑이 다한증의 경우에는 왠지 지저분해 보일까 봐 위축되기 십상이고, 발바닥 다한증의 경우에는 고약한 발 냄새를 풍길지 모른다는 걱정으로 신발 벗기를 두려워하는 등 사회생활에서 불편한 점이 하나둘이 아니다. 이런 까닭에 걸핏하면 손에 땀을 쥐거나 발바닥이 축축해지거나 겨드랑이가 흥건해지는 사람들은 의료 기관을 찾아다니며 치료를 모색하게 마련이다.

그러나 본태성 다한증은 교감신경의 과도한 흥분에 의해 나타나는 극히 자연스런 현상이기에 객관적인 검사를 통한 진단은 확립되어 있지 않다. 손바닥이나 겨드랑이의 과도한 땀으로 일상생활에서 고통 받는다는 사실을 호소하는 순간, 그 즉시 다한증 환자로 진단될 따름인 것이다. 물론 땀이 어느 부위에서 얼마나 나오는지 그 정도를 평가할 수는 있다. 가장 많이 알려진 전분-요오드 검사(starch-iodine test; Minor test)는 녹말가루에 액체 요오드가 닿으면 보라색으로 변하는 특성을 이용한 것인데, 이는 다한증을 호소하는 사람의 몸에 요오드와 전분 혼합물을 바른 후 주변의 온도를 올려 땀이 어느 부위에서 얼마나 흐르는지 눈으로 직접 확인해 보는 것이다. 물론 이렇게 거추장스럽게 하지 않고 일상생활에 불편을 느끼는 정도에 점수를 매기는 방법, 곧 〈그림1〉 및 〈표3〉과 같은 설문지 형식을 통해서도 다한증의 정도를 평가할 수 있기에 실제 임상에서는 설문지 방법이 널리 이용된다.

| 질문: 당신의 다한증의 정도를 평가한다면 어느 정도입니까? | |
How would you rate the severity of your hyperhidrosis?	
Score 1 (1점)	땀이 나는 것이 일상생활에 지장을 주지 않는다. My sweating is never noticeable and never interferes with my daily activities.
Score 2 (2점)	땀이 나는 것을 참을 만하지만, 간혹 일상생활에 불편을 준다. My sweating is tolerable but sometimes interferes with my daily activities.
Score 3 (3점)	땀이 나는 것을 참기 힘들고, 자주 일상생활에 불편을 준다. My sweating is barely tolerable and frequently interferes with my daily activities.
Score 4 (4점)	땀이 나는 것을 참을 수 없고, 항상 일상생활에 불편을 준다. My sweating is intolerable and always interferes with my daily activities.

〈표3〉 땀의 심한 정도 평가지수(The Hyperhidrosis Disease Severity Scale)[*]

---

[*] HDSS(Hyperhidrosis Disease Severity Scale)는 Canadian Hyperhidrosis Advisory Committee에서 제공한 다한증 평가 도구이다. 단일 질문에 대한 답변을 4등급 중에서 선택하는 형식으로 다한증으로 인해 삶의 질이 침해 받는 정도를 빠르게 평가할 수 있어 임상에서 많이 쓰인다. 1점의 개선은 땀 분비가 50% 감소하는 것으로, 2점의 개선은 80% 감소하는 것에 준해서 평가한다.
—Solish N, Bertucci V, Dansereau A, et al. A comprehensive approach to the recognition, diagnosis and severity-based treatment of focal hyperhidrosis: recommendations of the Canadian Hyperhidrosis Advisory Committee. Dermatol Surg 2007:33:908-23.

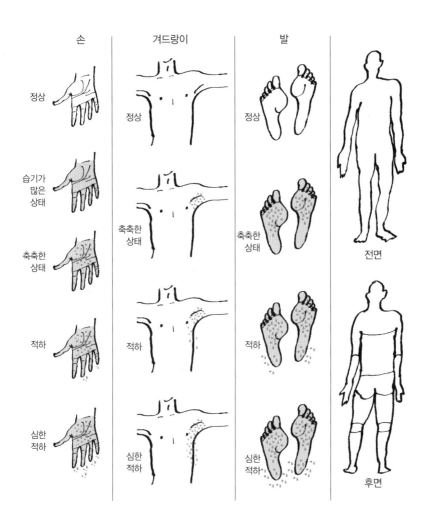

손	겨드랑이	발	
정상	정상	정상	
습기가 많은 상태	축축한 상태	축축한 상태	전면
축축한 상태	적하	적하	
적하	심한 적하	심한 적하	후면
심한 적하			

〈그림1〉 다한증 평가 시각 척도 *

＊Roberto de Menezes Lyra1, "Visual scale for the quantification of hyperhidrosis", *Jornal Brasileiro de Pneumologia*, 2013, 39(4), p. 967~977.

결국 본태성 다한증의 진단은 다한증을 앓는 사람이 받는 고통의 정도에 달려 있다는 뜻인데, 의사들은 편의상 몇 가지 조건을 설정해서 본태성 다한증을 진단하곤 한다. 즉 본태성 다한증이란 특별한 원인 없이 국소적으로 과도한 발한이 6개월 이상 지속되면서 다음의 여섯 가지 사항—① 양측성이며 비교적 대칭적인 땀, ② 주 1회 이상의 과도한 땀, ③ 일상생활의 장애, ④ 발병 시점이 25세 미만, ⑤ 가족력, ⑥ 수면 중 땀 분비 없음—중 최소 두 가지 이상에 해당되는 경우로 정의하는 것이다.

다한증이 얼마나 심할 때 치료가 필요한 것인지 그 정확한 기준은 정해져 있지 않다. 앞서 언급했듯이 다한증으로 인해 일상생활에서 여러 가지 어려움을 겪을 뿐 건강에 심각한 위해가 초래되는 경우는 거의 없기 때문이다. 하지만 세계보건기구(WHO)가 정의한 것처럼 건강이 단순히 허약하지 않거나 질병이 없다는 것뿐만 아니라 신체적·정신적·사회적으로 안녕(安寧)한 상태여야 한다는 사실을 떠올리면, 다한증은 반드시 치료해야 할 심각한 증상임에 틀림없다. 손바닥·발바닥·겨드랑이·얼굴 등 어느 부위에서든 땀이 많이 난다는 이유로 스스로 위축되어 사람들과의 접촉을 피한다면, 정신적으로 또 사회적으로 건강하지 못한 것이기 때문이다. 아울러 신체적으로도 땀이 많이 나는 부위에는 이차적인 습진·피부염·무좀 등이 유발될 수 있다는 점을 감안하면, 다한증은 확실히 적극적으로 치료해야 마땅하다.

다한증의 이해와 치료

서양의학에서 다한증을 치료하는 방법은 약물 복용, 국소적 처치, 수술 등 크게 세 가지로 나눌 수 있다.

첫째, 약물요법은 가장 많이 쓰이는 항콜린성(anticholinergic) 약제를 위시해서 항불안제·베타 차단제 등 여러 가지 내복약을 복용하는 것이다. 그런데 이들 내복약은 다한증에는 효과적일지라도 복용 후 시야가 흐려지거나 고열·기립성 저혈압·빈맥·심계항진 등의 부작용이 상당히 심하다. 또 중증 근무력증·마비성 장폐색·위 유문 협착 등이 있을 때는 절대로 사용해서는 안 되고, 폐쇄각 녹내장(closed angle glaucoma)·방광출구 폐색·위 식도 역류·심부전 등이 있을 때도 사용에 몹시 주의해야 하기 때문에 실제로는 거의 사용되지 않는다. 그나마 벤조다이아제핀(benzodiazepine) 정도가 응용되는데, 이는 불안·긴장 등의 심리적 요인에 의한 다한증에는 효과적이기 때문이다.

둘째, 국소적 처치법은 외용 연고, 이온영동법(iontophoresis), 보툴리눔 독소(botulinum toxin) 주사 등으로 다시 나눌 수 있다.

먼저 외용 연고는 가장 많이 쓰이는 염화알루미늄을 비롯해서 항콜린성 약제·마취제·수렴제 등의 연고제를 땀이 많이 나는 국소 부위에 발라 땀 분비를 억제하는 것이다. 이 방법은 안전하고 간단하며 효과가 빠르다는 장점 때문에 다한증 치료에 최우선적으로 선택되는데, 단점은 지속 효과가 짧고 피부에 자극을 준다는 점이다. 실제로 환자의 20% 정도는 지나친 피부 자극 때문에 연고를 지속적으로 바르지 못하며, 아주 드물지만 알루미늄 독성 등의 부작용도 발생할 수 있다.

이온영동법은 전해질 용액이 담긴 수조에 손이나 발 등 다한증이 있는 부위를 담근 후 낮은 강도(15~25mA 정도)의 전기 자극을 5~30분 동안 가하는 방법이다. 아마도 수소 이온이 피부의 땀샘을 막아 땀 분비를 줄여주는 효과를 발휘하는 것으로 여겨지는데, 상당히 안전하고 효과 또한 좋아서 손바닥과 발바닥 다한증이 심한 사람에게 많이 사용된다. 보통 주 3~4회의 치료로 1달 정도 치료하면 땀이 현저히 줄어들며, 그 효과는 마지막 치료 시부터 2~14개월까지 지속된다고 알려져 있다. 그러나 이온영동법 역시 피부 건조증·홍반·발진·물집 등의 부작용이 생길 수 있고, 잘못 사용했을 때는 화상이나 피부 괴사까지 나타날 수 있다. 또 이 방법은 시술 자체가 피부에 자극을 주기 때문에 피부가 민감하거나

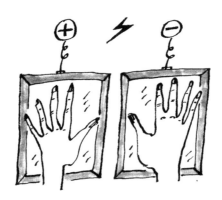

이온영동법
낮은 강도의 전기 자극을 가하는 방법.
부작용이 생길 수 있고, 적용하기 힘든 사람이 있다.

다한증의 이해와 치료

피부병이 있는 사람에게는 적용하기 힘들고, 임산부나 인공 심장 박동기·자궁 내 피임장치·인공관절 등의 보형물을 삽입한 환자에게도 사용해서는 안 된다.

흔히 '보톡스'*로 불리는 보툴리눔 독소 주사법은 클로스트리디움 보툴리눔(Clostridium botulinum)이라는 혐기성 박테리아에서 분비되는 7종류의 신경 독소(A~G) 중 A형 독소를 정제해서 만든 제품을 땀이 많이 나는 부위의 피내(intradermal)에 주사하는 방법이다. 이는 피부 내에 주입된 보툴리눔 독소가 땀샘에 분포된 교감 신경에서의 신경전달물질, 곧 아세틸콜린의 분비를 억제함으로써 땀이 나오지 않도록 하는 것인데, 주로 겨드랑이 다한증에 많이 응용된다. 일반적으로 보톡스를 주사한 지 2~4일 뒤부터 땀이 줄어들기 시작해 2주 후엔 확연히 감소하며, 이런 치료 효과는 4개월에서 18개월, 평균 6~8개월까지 지속된다고 알려져 있다. 겨드랑이 다한증의 경우 90% 이상에서 효과가 나타난다는 보톡스는 시술 시간이 5~10분 정도에 불과할 정도로 짧고, 시술 부위 이외의 곳에서 땀이 나는 소위 '보상성 다한증(compensatory hyperhidrosis)'이 5% 이내로 거의 없다는 점에서 분명 매력적인 방법이지만, 단점이 없는 건 아니다.

가장 큰 문제점은 역시 통증이다. 평균 이틀 정도 지속되는 주사

---

*보톡스(Botox®)는 미국의 엘러간(Allergan, Inc) 사에서 제조한 주사제의 브랜드이자 등록상표다.

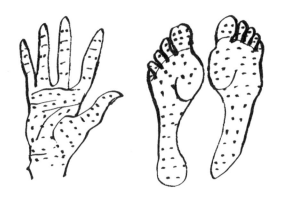

보툴리눔 독소 주사법
땀이 많이 나는 부위의 피내에 주사하는 방법.
심한 통증이 수반되며, 사용에 주의해야 하는 환자들이 있다.

부위의 통증이 길게는 열흘까지도 계속될 수 있는데, 특히 손·발
바닥의 경우에는 더욱 심하다. 가령 손·발바닥 다한증이 외용 연
고나 이온영동법 치료에도 불구하고 계속 반복되는 경우 수술을
하지 않으려면 보톡스를 쓸 수밖에 없는데, 이럴 때는 손·발바닥
의 20군데 이상에 주사를 맞아야 하니 그 고통을 감내하기란 여간
고역이 아니다. 또 손바닥의 경우 일시적이나마 수부내재근육
(intrinsic hand muscle)의 약화와 마비가 초래돼, 잡거나 꼬집는
힘이 떨어지고 저리거나 무딘 감각이 발생할 수 있다. 아울러 신경
근육계통의 질환이 있는 환자는 사용에 주의해야 하고, 알부민에
과민반응이 있거나 보톡스의 효과를 증가시키는 약제, 예를 들어
아미노글리코사이드·페니실린 등의 항생제나 칼슘채널 차단제를

다한증의 이해와 치료

복용 중인 환자에게도 사용해서는 안 된다.

셋째, 수술은 땀샘과 연결된 교감신경을 차단하는 방법이다. 알다시피 교감신경은 땀샘에 대한 신경 지배를 담당하고 있으므로, 이 교감신경을 잘라버리거나 클립으로 묶거나 소작기를 이용해 불로 지지거나 약물 주입을 통해 파괴하거나 해서 땀샘과의 신경 전달을 원천적으로 차단하는 것이다. 이미 100여 년 전부터 시행된 이 방법은 초기에는 흉부의 교감신경을 노출하기 위해 갈비뼈 사이를 크게 열어야 했지만, 흉강내시경이 도입되면서 요즘에는 3~5mm 정도의 피부 절개만으로도 시술이 가능할 뿐더러 수술 당일 곧바로 일상생활이 가능하다. 과거에는 주로 손바닥 다한증에만 국한되어 시술되었는데, 근래에는 겨드랑이 다한증에도 효과적이라고 알려져 있다. 다만 얼굴 다한증의 경우는 만족도가 떨어지는 편이라고 한다.

수술을 시행하는 신경의 위치는 다한증의 부위가 어디냐에 따라 조금씩 다른데, 그 효과와 부작용에 대해서도 의견들이 달라 아직까지 논란이 많다. 수술 부위가 많을수록 합병증 발생이 증가할 것은 당연하기에 교감신경 가지 절제처럼 적은 부위만을 수술할 수도 있는데, 이럴 때는 또 수술의 효과가 없거나 재발의 확률이 높아진다. 물론 교감신경차단술을 시행한 거의 대부분의 경우에는 확실한 치료 효과가 영구적으로 지속된다. 문제는 수술에 따른 합병증과 부작용이다. 교감신경차단술로 인해 치명적인 합병증이 나타나는 경우는 드물지만, 수술 후 가슴에 공기나 물이 차는 기흉

(氣胸)이나 흉수(胸水)가 발생할 수 있고, 출혈·늑간신경통·팔 신경의 장애 등도 발생할 수 있다. 또 얼굴 다한증으로 수술한 경우에는 아주 드물게 '호너 증후군(Honer's syndrome)'*도 나타날 수 있다.

이런 합병증보다 더 문제시되는 것은 정도 차이만 있을 뿐 수술을 시행한 모든 환자에게서 나타나는 이른바 '보상성 다한증'이라는 부작용이다. 손바닥·겨드랑이·얼굴 등에 땀이 많이 나서 수술을 했더니, 이번에는 엉뚱하게도 앞가슴·등·허벅지·종아리 등 전혀 새로운 부위에서 땀이 많이 나는 것이다. 아직까지 이 문제를 해결할 방법은 없는데, 그 이유는 이 현상이 인체의 방어기전에 의한 것이기 때문이다. 인위적으로 신경을 차단해서 어느 한 부위의 땀 분비를 막으면, 인체가 알아서 다른 부위의 땀 분비를 늘려 균형을 맞춰버리는 것이다. 보상성 다한증의 발생률은 연구자들에 따라 상당히 다른데, 대개 경증의 보상성 다한증은 14~90% 정도, 중증은 1~30% 정도로 보고되고 있다. 일상생활에 고통을 받을 만큼 심각한 보상성 다한증은 그리 많지 않다지만, 또 90% 이상 저절로 호전된다지만, 환자 입장에서는 여간 황당한 일이 아니어서 섣불리 수술한 것을 두고두고 후회하곤 한다.

따라서 서양의학에서는 다한증에 관한 대부분의 연구가 이 보상

---

*1865년 스위스의 호너(Honer)가 보고한 증후군으로, 눈을 지배하는 교감신경 마비로 인해 동공수축·안검하수(眼瞼下垂)·무한(無汗)·안구함몰 등이 나타난다.

나한증의 이해와 치료

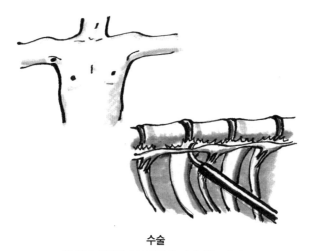

수술

땀샘과 연결된 교감신경을 차단하는 방법.
수술을 시행한 모든 환자에게서 나타나는 '보상성 다한증'이라는 부작용이
나타나며, 수술에 따른 합병증도 나타날 수 있다.

성 다한증에 초점이 맞춰져 있다. 보상성 다한증의 빈도와 정도는 교감신경차단술의 부위와 범위에 따라 결정될 만큼 서로 아주 밀접한 연관이 있기 때문이다. 교감신경을 싹둑 잘라버리지 않고 교감신경절 위아래로 클립을 끼워 차단하는 방법 등을 고려하는 까닭도 보상성 다한증이 발생했을 때 클립을 제거해서 원상 복구하려는 의도인데, 클립차단술은 전통적인 절제술에 비해 다한증 치료의 성공률이 낮고 클립 제거 시의 복구율 또한 그리 만족스럽지 않은 경우가 많다. 결국 교감신경차단술은 수술 이외의 방법으로 치료되지 않는 심한 다한증 환자에게 적용할 수 있는 최종적인 방법이지만, 보상성 다한증이라는 부작용을 반드시 초래하는 만큼

환자 자신이 이러한 부작용의 발생 가능성을 충분히 인지하고 수술을 결정해야 한다.

한편 발바닥 다한증의 경우에는 요추부의 교감신경차단술이 시행된다. 앞서 언급한 흉추부의 교감신경차단술로도 약 20%는 발바닥 다한증이 호전된다지만, 해부학적으로는 요추부의 교감신경을 차단해야 하기 때문이다. 대개는 복강경을 이용해 요추 3~4번의 교감신경절을 차단하는 것인데, 보상성 다한증은 거의 없어서 수술 후 만족도는 95%에 이른다고 알려져 있다. 교감신경을 절제하지 않고 약물을 주입해 파괴하거나 알코올로 용해하거나 고주파를 이용해 응고시키거나 해서 차단하는 방법도 있는데, 이런 방법은 초기에는 좋은 효과를 나타내지만 신경 재생으로 재발률이 높아진다는 단점 때문에 수술 후 재발하거나 유착으로 수술이 불가능할 때 주로 시행된다.

앞서 언급했듯이 신체의 일부분에서 땀을 많이 흘리는 국소성 다한증은 거의 대부분이 본태성 다한증이다. 하지만 중추신경계 질환이나 종양 등의 원인에 의해서도 국소적으로 땀이 많이 흐를 수 있는데, 본태성 다한증 이외의 국소성 다한증은 대략 다음의 네 가지 정도로 나뉜다.

(1) 중추신경계 질환에 의한 국소성 다한증

대뇌반구·시상·뇌간·시상하부 등에 발생한 뇌졸중 이후에는 마비가 초래된 팔다리 쪽에 일시적으로 '일측성 다한증(hemi hyperhidrosis)'이 나타날 수 있다. 하지만 이런 경우라도 마비가 심해 땀이 날 정도로 팔다리를 움직일 수 없다면, 눈에 띄지 않아 모르고 지나칠 수도 있다. 마비가 없어 정상적으로 움직일 수 있는 부위에서 땀이 많이 흐른다고 호소하는 환자들도 있는데, 이는 뇌졸중으로 반대편의 땀 분비가 억제되자 그에 대한 '보상(compensation)'으로 땀 분비가 증가된 까닭으로 여겨진다. 또 다발성경화증(multiple sclerosis) 환자에서도 일측성 다한증이 나타날 수 있는데, 이는 병변이 시상하부를 침범했기 때문이다.

척수에 병변이 있을 경우에는 대뇌에 병변이 있을 때보다 더 흔하게 다한증이 나타난다. 가령 '자율신경 반사부전(autonomic dysreflexia)'은 흉추 6번 수준 이상의 척수손상 환자들에게 생명에 위협을 줄 수도 있는 질환인데, 신경절 이전 교감신경에 대한 척수 상방에서의 조절 기능이 소실되어 자율신경반사에 이상이 나타난다. 이렇게 되면 방광이나 내장의 팽창·기립성 저혈압·피부 자극 등의 일반적인 자극에 의한 자율신경 반응이 과장되어 나타나게 되므로, 얼굴·목·가슴 부위의 다한증과 함께 안면홍조·두통·서맥·코 막힘 등이 발생한다. 한편 척수(spinal cord) 안에 물이 찬 공동(空洞, syrinx)이 생기는 질환인 척수공동증(syringomyelia) 환자들의 일부에서는 신경절 이전 교감신경의 분절성 과흥분에 의해 해당 피부 분절에 다한증이 나타날 수 있다. 척수공동증이 진행해서 척수손상이 더욱 심해지면 다한증이 오히려 줄어들기도 하

고, 척수공동증을 수술적으로 치료한 이후 다한증이 회복되기도
한다.

(2) 말초신경계 질환에 의한 국소성 다한증

말초신경계 질환이 있는 경우에도 국소성 다한증이 나타날 수 있
다. 말초신경병증으로 인한 국소성 다한증의 가장 흔한 양상은 당
뇨병성 신경병증(diabetic neuropathy)처럼 손이나 발 등의 신체 말
단 부위에 땀 분비 장애가 생기고 이에 대한 보상 반응으로 얼굴·
목·몸통 부위에서 다한증이 나타나는 것이다. 흔하지는 않지만 소
섬유 신경병증의 초기에도 신체 말단부에 다한증이 나타날 수 있는
데, 이는 손상된 축삭이 스스로 흥분하거나 탈신경(denervation)에
의한 땀샘의 과민반응 탓으로 여겨지고 있다. 또한 상염색체 열성
의 유전 방식을 보이는 극히 드문 유전질환인 가족성 자율신경 기
능이상(Familial dysautonomia)에서도 다한증이 나타나는데, 이
질환의 특징적인 증상은 다한증 이외에 체온과 혈압의 심한 변화·
통증 감각 소실·눈물 감소·근육 긴장도 저하·척추측만증·신장
기능 저하 등이다.

(3) 미각에 의한 국소성 다한증

적지 않은 사람들이 맵고 뜨거운 자극적인 음식을 먹을 때 얼굴·
콧등 등에서 땀을 흘리곤 한다. 물론 이런 소위 '식이성 안면 다한
증'을 서양의학에서는 지극히 생리적인 현상으로 간주한다. 서양

다한증의 이해와 치료

의학에서 '삼차신경 혈관반사(trigeminovascular reflex)'라고 일컫는 이 현상은 음식물 섭취로 인해 얼굴과 두피 전체, 특히 이마·입술·코 주변의 땀샘이 자극된 결과라고 여기기 때문이다. 그런데 이하선(耳下腺) 주변의 수술·외상·감염 등으로 '프레이 증후군(Frey's syndrome)'*이 있을 때는 자극적이지 않은 보통의 음식물을 먹거나 씹을 때도 귀 주변, 대개는 아래턱뼈의 뒷부분과 귀의 앞부분이 겹쳐지는 부위의 볼에 땀이 나면서 안면홍조·열감·혈관수축·이상감각 등의 증상이 동반된다. 이는 신경이 손상된 이후 침샘에 분포하던 부교감신경이 재생되는 과정에서 땀샘과 혈관으로 향하는 이개측두신경(auriculotemporal nerve)의 신경절 이후 교감신경과 잘못 연결된 까닭인데, 대개는 증상이 그리 심하지 않아 지나치는 경우가 많고 치료 또한 필요하지 않은 경우가 많다.

(4) 종양에 의한 국소성 다한증

폐선종(pulmonary adenoma)·신경집종(schwannoma)·골수종(myeloma)·골종(osteoma) 등의 종양이 교감신경 줄기 신경절(sympathetic chain ganglia)이나 신경절 이후 교감신경섬유를 침범했을 경우에는 얼굴·목·가슴 등의 부위에서 한쪽 편에만 땀이 많이 흐를 수 있다. 이들 종양에서는 다한증과 함께 호너 증후군·

---

*이하선에 총상을 입은 환자에서 발생한 미각성 발한을 1923년 프레이(Frey)가 처음 명명한 질환. 음식을 먹거나 씹을 때 전이개(前耳介) 혹은 이하선 절제 부위의 피부에서 발한·홍조·열감·불편감 등이 나타난다.

안면홍조·동측 팔 신경총(nerve plexus) 병증 등도 나타날 수 있는데, 병변의 소재 부위는 대개 땀이 흐르지 않는 쪽이다. 물론 병변이 있는 쪽의 교감신경 기능이 항진되면 병변이 있는 쪽에서 다한증이 나타날 수도 있다.

다한증의 이해와 치료

3장 땀의 이상

무한증

무한증(無汗症, anhidrosis)은 말 그대로 땀이 전혀 없는 것이다. 하지만 실제로 몸 전체에서 땀을 한 방울도 흘리지 않는 사람은 거의 없다. 체온조절을 위해 마땅히 흘려야 할 땀이 도무지 나오지 않는다면 고체온(hyperthermia)으로 생명을 영위하기 어렵기 때문이다. 따라서 무한증은 열 자극에 대해 체온을 충분히 낮추기에는 부족한 양의 땀이 분비된다는 의미의 땀감소증(hypohidrosis), 혹은 소한증(少汗症)으로 고쳐 불러야 마땅하다. 하기야 노화는 오직 지연시킬 수만 있을 뿐 방지하기란 도통 불가능함에도 불구하고, 의료계에서조차 '노화 방지 클리닉'이라는 과장·과대광고가 버젓이 판치고 있는 게 현실이다. 물론 주위를 살펴보면 아무 수고와 노력도 기울이지 않고 남의 소중한 재산을 제멋대로 갈취하는

'불한당(不汗黨)'은 아주 널려 있다. 한두 명도 아니고 그야말로 떼로 뭉쳐 있기도 하는데, 불로소득만을 일삼는 이런 모리배는 분명 무한증, 아니 소한증 환자들임에 틀림없으리라! 각설하고, 소한증이 나타나는 경우는 다음의 네 가지 정도로 분류할 수 있다.

(1) 중추신경계 질환에 의한 소한증

뇌졸중·종양·감염·염증성 질환·외상 등으로 인한 병변이 시상하부와 흉수 사이의 체온조절 땀 분비 경로(thermoregulatory sweating pathway)를 침범하면, 병변이 있는 쪽이나 반대쪽에 '일측성 소한증(hemihypohidrosis)'이 발생할 수 있다. 또한 '다계통 위축증(multiple system atrophy)'을 앓는 환자들에게서도 온몸에 땀이 잘 나지 않는 등 자율신경의 기능에 이상이 나타난다. 이 질환은 알파시누클린(α-synuclein)의 축적과 특정 세포군의 소실과 연관되어 있는데, 척수의 중간외측로(intermediolateral column)에 있는 자율신경 세포가 소실되는 까닭에 자율신경의 기능에 이상이 초래되는 것으로 여겨진다. 전신에 땀이 잘 나오지 않는 소한증은 대부분 신경절 이전 교감신경의 문제이지만, 일부에서는 신경절 이후 교감신경의 문제로 인한 소한증도 나타나며 그 원인은 시냅스 경유 변성(transsynaptic degeneration)으로 추측된다. 이외에 '레비소체 치매(dementia with Lewy body)'라는 또 다른 알파시누클린 축적 질환에서도 다계통 위축증보다는 경미한 소한증이 나타난다.

다한증의 이해와 치료

(2) 말초신경계 질환에 의한 소한증

당뇨병의 대표적인 미세혈관 합병증인 당뇨병성 신경병증 (diabetic neurophaty)을 비롯해서 아밀로이드 신경병증(amyloid neurophaty), 나병성 신경병증(lepromatous neuropathy), 신생물 연관 신경병증, 귈랑-바레 증후군(Guillain-Barre syndrome)*, 알코 올성 신경병증, 유전성 감각 자율 신경병증(hereditary sensory and autonomic neuropathy), 자가면역성 자율신경병증(autoimmune autonomic ganglionopathy) 등으로 인한 병변이 말초신경계를 침범 했을 경우에도 소한증이 나타날 수 있다. 이런 종류의 말초신경병 증을 앓고 있을 때는 주로 사지 말단부에서의 소한증이 자주 관찰 되는데, 환자들이 소한증을 호소하는 경우는 매우 드물다. 아마도 소한증보다는 팔다리가 저리고 아프고 쑤시는 등의 감각장애가 더 욱 불편하기 때문으로 여겨진다.

① 당뇨병성 자율신경병증

제1형 당뇨병 환자들의 54%, 제2형 당뇨병 환자들의 73%에서 자율신경병증이 동반된다는 보고가 있을 정도로 당뇨병은 말초신 경계를 침범하는 자율신경병증의 가장 흔한 원인이다. 당뇨병성 신 경병증을 앓고 있을 때의 소한증은 흔히 사지 말단부에서 나타나

---

*급성 염증성 탈수초성 다발성 신경병증(acute inflammatory demyelinating polyneuropathy; AIDP)이라고도 한다.

는데, 간혹 신경 뿌리가 손상된 경우에는 비대칭적인 분절성 소한증이나 전신적인 소한증도 발생할 수 있다.

② 특발성 순수 땀 분비 기능 상실
(idiopathic pure sudomotor failure; IPSF)

IPSF는 후천성 특발성 전신 무한증(acquired idiopathic generalized anhidrosis; AIGA)의 가장 흔한 원인이다. 주로 일본에서 보고된 이 질환은, 기질적인 피부 질환이 없는 상태에서 땀 분비 이외의 자율신경의 기능이나 운동·감각신경의 기능에는 이상이 없으면서 전신적으로 무한증 혹은 소한증이 나타나는 증후군으로, 10대나 20대 때 발병해서 급성이나 아급성의 경과를 밟는다. 재미있는 것은 체온조절을 위한 땀 분비 기능은 매우 떨어져 있지만 감정으로 인한 땀 분비 기능은 잘 유지되어 있다는 점인데, 운동 등으로 체온이 오르는 상황에서는 전신에 따끔거리는 통증과 함께 콜린성 두드러기가 동반되기도 한다. 자율신경 기능검사의 일종인 정량적 땀 분비 축삭반사 검사(quantitative sudomotor axon reflex test; QSART)를 시행하면 땀 분비 교감신경이 손상되었음을 알 수 있는데, 피부조직에서 땀샘의 구조적 이상 소견은 나타나지 않아 땀샘에서의 아세틸콜린 수용체의 기능장애 탓으로 여겨지고 있다.

③ 로스 증후군(Ross syndrome)

로스 증후군은 신경절 이후 신경섬유의 손상에 의한 진행성 분절

다한증의 이해와 치료

성 무한증, 에이디 긴장 동공(Adie's tonic pupil), 건 반사(tendon reflex) 저하 등의 특징적 증상을 나타내는 말초신경계 질환이다. 무한증은 흔히 비대칭적인데, 땀이 나는 부위에서는 무한증의 상황을 보상하기 위해 오히려 다한증이 나타나기도 한다. 피부조직검사를 시행했을 때 콜린성 땀 분비 무수신경(unmyelinated cholinergic sudomotor fibers)이 관찰되지 않으며, 무수 감각신경(unmyelinated sensory fibers)과 유수 감각신경(myelinated sensory fibers)의 숫자는 감소되어 있다.

(3) 약물에 의한 소한증

〈표4〉에 정리해놓은 것처럼 복용 중인 여러 가지 약물에 의해서도 소한증이 나타날 수 있다. 땀 분비를 억제하는 약물들은 교감

〈표4〉 여러 가지 소한증 유발 약물

	성분명	제품명
항콜린성 제제	Glycopyrrolate	글리코피롤레이트정, 타비눌주사, 코비눌주사 등
	Hyoscyamine	바리코판정, 슈파스모정 등
	Scopolamine	지노펜정, 부수콘-플러스정, 스파진엠캅셀, 아스날정, 메가펜정, 토스롱에프산 등
	Dicycloverine	이지정, 디클로민캅셀, 디싸이크로민정 등
	Belladonna	시노카에이캡슐, 콘택골드캡슐 등
	Atropine	아트로핀주사액, 오큐트로핀점안액, 오큐호마핀점안액 등

삼환계 항우울제	Amitriptyline	염산아미트리프틸린정, 에트라빌정, 에나폰정 등
	Doxepin	사일레노정, 시네칸캅셀, 세피드린크림 등
	Imipramine	이미프라민정, 이미프라민염산정 등
	Nortriptyline	센시발정 등
	Protriptyline	비박틸정 등
항간질제	Topiramate	토파메이트정, 토맥스정, 토피라정, 토피맥스정, 토파메드정 등
	Zonisamide	엑세그란산 등
	Carbamazepine	에필렙톨씨알정, 카마제핀정, 테그레톨정, 티모닐서방정 등
항히스타민제	Cyproheptadine	트레스민캡슐, 트레산캡슐, 루버스트정, 프라틴정 등
	Diphenhydramine	슬리펠정, 자미쿨연질캡슐, 쿨드린연질캡슐, 졸리민정 등
	Promethazine	히마진정 등
혈압강하제	Clonidine	캡베이서방정, 카타푸레스정 등
향정신성 약제 및 항구토제	Chlorpromazine	클로로프로마진염산염정, 네오마찐정, 클로마진정 등
	Clozapine	클로자릴정, 클자핀정 등
	Olanzapine	뉴로자핀정, 자이렉사정, 올자펙스정, 자이레핀정 등
	Thioridazine	뉴바론정, 멜리본정, 메러릴정 등
	Quetiapine	큐에핀정, 큐에티아핀정, 카세핀정, 스무디핀정, 큐로겔정 등
항현훈제	Scopolamine	지노펜정, 부수콘-플러스정, 스파진엠캅셀, 아스날정, 메가펜정, 토스롱에프산 등
방광 진경제	Oxybutynin	디트로판정, 라이리넬오로스서방정, 유티닌정, 요로판정 등
	Solifenacin	베시케어정, 요시케어정, 솔리신정, 유린케어정 등
	Tolterodine	바이넥스톨터로딘서방정, 톨테로스에스알캡슐 등
근이완제	Cyclobenzaprine	시클펜정, 시벤스정, 본렉스이알캡슐, 벤자민정 등
	Tizanidine	솝튼정, 티자리드정, 실다루드정 등

신경말단과 땀샘과의 접합부에 작용하는데, 땀 분비를 유발하는 주된 신경전달물질은 아세틸콜린이기 때문에 항콜린성 제제 (anticholinergic agents)들은 거의 대부분 땀 분비를 억제한다.

(4) 기타

신경계 질환이나 땀 분비를 억제하는 약물 이외에 땀샘에 문제가 있을 경우에도 소한증이 나타날 수 있다. 선천적으로 땀샘이 없는 선천성 외배엽 형성부전, 땀샘이 위축·소멸·폐색된 경우, 그리고 땀샘이 파괴되는 피부 질환, 가령 화상·방사선 조사·여러 가지 염증성 혹은 유전성 피부 질환 등에 의해서도 소한증이 나타날 수 있다.

땀악취증

땀악취증(bromidrosis)은 문자 그대로 땀에서 악취, 역겨운 냄새가 나는 것으로 취한증(臭汗症)이라고도 한다. 고약한 냄새는 본인뿐만 아니라 다른 사람까지도 쉽게 알아챌 수 있을 만큼 심한 까닭에 땀악취증이 있으면 사회생활에 크나큰 지장을 받을 수밖에 없는데, 일반적으로 역한 냄새의 진원지에 따라 두 가지로 구분한다. 흔히 '발 고랑내'라 일컫는 발바닥 땀악취증과, '암내' 혹은 '액취증'이라 일컫는 겨드랑이 땀악취증으로 나누는 것이다. 물론 땀샘을 기준으로 삼아 에크린선 악취증과 아포크린선 악취증으로 구분할 수도 있다. 하지만 발바닥 땀악취증은 모두 에크린선 악취증이고, 겨드랑이 땀악취증은 거의 대부분 아포크린선 악취증이므로 어떻게 분류해도 무방하다. 여기서는 편의상 발바닥 땀악취증과 겨드랑이 땀악취증으로 구분해서 알아보기로 한다.

먼저 발바닥 땀악취증은 발 냄새가 심하게 나는 것이다. 주로 성인 남성에게 많은데, 고약스런 발 냄새의 원인은 발바닥의 다한증 때문이다. 발바닥에서 지나치게 땀이 많이 분비되면, 각질층에 땀이 스며들어 세균이나 곰팡이가 쉽게 생겨나는 까닭에 각질층에서 역겨운 냄새가 발생하는 것이다. 아무래도 고온다습한 여름에 더 심하겠지만 의외로 온도나 계절의 영향은 받지 않으며, 스트레스가 가장 크게 작용하는 것으로 알려져 있다. 냄새가 나지 않게 하기 위해서는 항균 비누로 깨끗이 씻고 잘 말려서 발을 건조하고 청결하게 유지하는 것도 도움이 되지만, 다한증이 원인인 만큼 발바닥 다한증을 우선적으로 치료해야 한다. 앞서 본태성 다한증에서 언급했던 외용 연고제, 이온영동법, 보톡스, 교감신경차단술 등을 고려해야 하는 것이다.

한편 겨드랑이 땀악취증은 겨드랑이인 액와부(腋窩部)에서 흔히 '암내'라 일컫는 역겨운 냄새가 나는 것으로 '액취증(腋臭症, osmidrosis axillae)이라고도 한다. 알다시피 겨드랑이는 주로 아포크린선이 분포된 곳인데, 여기서 분비되는 무색무취의 분비물이 에크린선에서 분비된 땀과 혼합된 뒤 피부 표면에 있는 그람 양성 세균에 의해 분해되면서 지방산과 암모니아가 생성되는 까닭에 악취가 발생하는 것이다. 대개 사춘기 이후 내분비 기능이 왕성한 젊은 성인에게 많은데, 남성보다는 여성에게서, 마른 사람보다는 뚱뚱한 사람에게서 더 잘 발생하는 것으로 알려져 있다. 특히 여성의 액취증은 생리 직전 더욱 심한데, 이는 여성에서의 아포크린선 기능이 생리 직전 가장 왕성하고, 월경 기간 중 감소하며, 폐경기 이후 거의 소실되기 때문이다.

액취증 역시 땀을 많이 흘리게 되는 여름철에 더 심한 게 사실이지만, 기본적으로 계절과 기후에 따른 차이는 뚜렷하지 않다고 한다. 또 운동 후에 증상이 더 심해지며, 정신적인 스트레스에도 영향을 받는다고 한다. 그리고 대체적으로 다한증과 동반되는 경우가 많은데, 액취증이 있는 사람은 속옷의 겨드랑이 부위가 노랗게 착색되곤 한다. 이는 에크린선에서 분비되는 땀은 거의 대부분 수분이지만, 아포크린선에서 분비되는 땀은 우유 빛깔로 점도가 높고 지질·중성지방·지방산·콜레스테롤·철분·형광물질·색소 등 여러 가지 물질이 함유되어 있기 때문이다. 그런데 간혹 겨드랑이에서의 다한증만으로도 액취증이 발생하는 경우도 있다. 이를 에크린 액취증이라 일컫는데, 이는 발바닥 땀악취증처럼 과다하게 분비된 땀이 피부에 있는 세균과 결합해서 액취증을 유발하는 것으로 대개 당뇨병이나 비만증이 있는 사람에게서 발견할 수 있다.

아포크린선에서 분비되는 땀으로 인한 액취증의 20% 정도는 가족력이 있어서 유전적인 경향이 높은 편인데, 땀이 많고 귀지가 연한 체질일수록 발병 가능성이 크다고 알려져 있다. 따라서 어릴 때 무른 귀지가 있으면서 액취증의 가족력이 있는 경우, 사춘기 이후에 액취증이 발생할 가능성이 많다. 물론 치료가 꼭 필요한 액취증인지 판단하는 기준은 냄새의 정도에 달려 있다. 일반적으로 목욕하고서 2시간여가 지난 뒤 겨드랑이를 거즈로 문지른 다음 30cm 정도의 거리에서 냄새를 맡을 수 있다면, 치료가 필요하다고 판단한다.

액취증으로 고민하는 사람들은 냄새를 줄이기 위해 여러 가지 방법을 모색하게 마련이다. 실제로 가벼운 액취증에는 이런 방법들이 상당한 효과를 발휘하는데, 주로 권장되는 사항은 다음과 같다. 우선 항균 비누로 틈날 때마다 씻고, 순면 등 천연섬유 소재의 속옷을 입되 자주 갈아입으며, 꽉 조이지 않으면서 통풍이 잘 되는 겉옷을 입는 것이 좋다. 또 겨드랑이 털은 피지와 엉켜서 세균이 번식하기 좋은 환경을 제공하기 때문에 되도록 제모를 하는 것이 좋다. 술이나 커피·콜라·홍차 등의 카페인 함유 음료는 자제해야 하는데, 이는 이들 기호품들이 혈액순환을 촉진시켜 땀 분비를 증가시키기 때문이다. 아울러 맵고 뜨거운 자극적인 음식도 땀 분비를 증가시키므로 섭취를 줄여야 하고, 육류·계란·우유·버터·치즈 등 고지방·고칼로리 식품도 많이 먹지 않는 게 바람직하다.

추천되는 음식은 현미·깨·당근·호박·시금치 등 비타민E가 풍부한 식품들인데, 이는 비타민E가 악취 발생의 원인이 되는 과산화지질의 증가를 억제하기 때문이다. 그러나 이상의 여러 가지 노력에도 불구하고 액취증이 개선되지 않는다면 치료법을 강구할 수밖에 없다.

액취증을 치료하는 방법은 크게 보존적(conservative) 요법과 침습적(invasive) 요법 두 가지로 나눌 수 있다. 물론 액취증의 50~60% 이상은 겨드랑이 다한증과 동반되어 나타나므로, 보톡스 시술이나 교감신경차단술 등 겨드랑이 다한증을 치료하는 방법도 응용할 수 있다. 하지만 이런 방법으로는 땀 분비를 억제할 수는 있어도 냄새까지 해결할 수는 없으므로, 액취증을 치료하기 위한 목적으로는 잘 쓰지 않는다.

  먼저 보존적 요법은 여러 가지 약물을 겨드랑이에 바르거나 뿌리는 것이다. 가령 땀 분비를 줄이기 위해 드리졸(Drysol)·드리클로(Driclor) 등의 발한 억제제를 사용하거나, 아포크린선 분비물의 지방산 형성을 억제하기 위해 비타민E 등의 항산화제를 사용하거나, 피부에 있는 세균 증식을 억제하기 위해 네오마이신·겐타마이신 등의 항생제 연고를 사용하거나, 불쾌한 냄새를 없애거나 감추기 위해 데오드란트 등의 방취제(防臭劑, deodorant)를 사용하는 것이다. 또 겨드랑이 부분에 자외선을 조사(照射)해서 피부에 있는 세균을 죽일 수도 있다. 하지만 이들 보존적 요법은 안전하고 간단한 반면 지속 효과가 짧고 재발률이 거의 100%인 까닭에 치료에 대한 만족도가 높지 않아서, 대부분의 액취증 환자들은 침습적 요법을 필요로 한다.

  침습적 요법은 한마디로 겨드랑이 부위의 털과 땀샘을 제거하는 것이다. 에크린선과 아포크린선에서 분비되는 땀이 액취증의 근본 원인이므로 이 땀샘들을 아예 없애버리자는 발상이다. 가장 확실

다한증의 이해와 치료

한 방법은 겨드랑이를 5㎝ 정도 절개해서 피하지방층과 땀샘을 몽땅 들어내는 '절제술'인데, 이는 한 번의 시술로 치료 효과가 영구적으로 지속되는 장점에도 불구하고 수술 후 통증이 심하고 흉터가 클 뿐만 아니라 10일 정도 팔을 움직이지 않아야 하는 불편함 등 단점도 상당하다. 따라서 통증·흉터·시술 시간과 시술 횟수 등은 줄이면서도 치료 효과는 높일 수 있는 여러 가지 방법들이 고안되어 사용되고 있다.

가장 많이 시술되는 '절연 침' 요법은 특수하게 고안된 절연(絕緣, insulation) 침을 겨드랑이 부분에 찌른 뒤 고주파를 침에 흘러보냄으로써 땀샘을 태워 없애는 것이다. 절연 침 대신 레이저·초음파·극초단파 등도 이용되는데, 이 또한 모낭·모근·땀샘을 파괴하고 제거하려는 의도이다. 하지만 절제술 이외의 다른 방법들은 환자들의 부담이 줄어든 대신, 시술 횟수가 3~6회 정도 요구되고 재발률 역시 10~50%에 이른다는 게 단점이다.

색땀증

색땀증(chromidrosis)은 황색(黃色)을 비롯해서 홍색(紅色)·녹색(綠色)·흑색(黑色) 등 다양한 색깔의 땀이 나는 것으로 색한증(色汗症)이라고도 한다. 가장 많은 색은 노란색인데, 이외에 황녹색·갈색·파란색·빨간색·검정색 등 여러 가지 색깔의 땀도 흘릴 수 있다. 간혹 색깔 있는 땀이 자외선에 닿으면, 보랏빛에 형광까지 발하는 경우도 있다. 혹시 '노란색 땀'이라는 말에 세탁하지 않고 오래 방치해둔 땀에 젖은 속옷이나 와이셔츠의 옷깃이 누렇게 변한 경우를 생각할지 모르겠지만, 그런 것과는 차원이 다르다. 몇 해 전 중국에서는 붉은색 땀을 흘리는 남자 어린이의 사연이 화제가 된 바 있었다. 아무튼 색한증은 상당히 드문 질환으로, 동양인보다는 백인이나 흑인에게 더 자주 관찰되며, 대부분 유전적인 원인 때문이라고 알려져 있다.

색한증은 색깔 있는 땀의 근원에 따라 '에크린 색한증'과 '아포크린 색한증'의 두 가지로 나뉜다. 먼저 에크린 색한증은 특정한 색소나 약물을 섭취한 뒤에 나타나는 색한증이다. 비타민 제제 등을 복용하면 오줌이 샛노랗게 변하는 것처럼 땀 또한 그럴 수 있으리라 여겨지지만, 사실 이런 경우는 극히 드물다. 거의 대부분은 에크린선에서 나온 맑은 땀이 외부의 염료·페인트·금속 등의 색소에 의해 피부 표면에서 색깔이 입혀진 것이기 때문이다. 이런 까닭에 가성(假性), 즉 가짜 색한증이라고도 하는데, 청록색 땀은 구리 세공업자에게, 붉은색 땀은 붉은색의 구명복을 입는 비행기 조종사에게 나타난 예가 보고된 바 있다.

아포크린 색한증은 겨드랑이 밑·젖꼭지 주위·외이도·항문 언저리·콧잔등·눈썹 근처 등 아포크린선이 분포된 곳에서 나타나는 색한증이다. 아포크린선에서 나온 땀이니만큼 당연히 아포크린선이 기능을 시작하는 사춘기 이후에 나타나며 또 평생 동안 지속되는데, 나이가 들면서는 아포크린선의 기능 또한 퇴화하므로 색깔도 엷어지는 등 서서히 회복되는 경과를 밟는다. 단 분노·공포·통증 등의 자극을 받았을 때는 색깔 있는 땀의 분비가 늘어난다고 알려져 있다. 잘 발생하는 부위는 겨드랑이 밑·얼굴·젖꼭지 주위이며, 주된 양상은 끈끈하고 번들거리며 짙은 색의 땀이 모근부에 분비되었다가 금방 말라 굳어지는 것이어서 여드름으로 오인하기도 한다.

색깔을 띠는 이유는 아포크린선에서 분비된 땀에 '리포푸신(lipofuscin)'이라는 황갈색 색소의 농도가 높거나 산화도(酸化度)가 높기 때문이다. 흔히 노화 색소(aging pigment)라 일컫는 리포푸신의 농도와 산화 정도에 따라 황갈색·초록색·파란색·검정색 등 다양한 색깔의 땀이 나타나는 것이다. 상당히 당황스럽고 고민스러운 증상이지만 안타깝게도 아직껏 적절한 치료법은 없다. 그나마 캡사이신(capsaicin)을 사용해서 아포크린선에서의 땀 생성을 억제하는 정도인데, 이 방법으로도 치료되지 않는다면 액취증의 경우처럼 아포크린선의 외과적 절제를 고려해야 한다. 다행히 겨드랑이 색한증은 속옷이 물드는 것 말고는 달리 큰 문제가 없고, 얼굴 색한증 역시 약간의 미용상의 문제가 있는 정도라서 적극적인 치료를 필요로 하는 경우는 드물다.

이상으로 땀 분비 이상에 대한 서양의학적 견해를 비교적 자세히 살펴봤다. 아주 간단히 몇 줄로 요약하면 다음과 같다.

"땀 분비 이상은 크게 땀과다증·무한증·땀악취증·색땀증 등 네 가지로 나뉘며, 땀악취증도 적지 않지만 가장 흔한 땀 분비 이상은 역시 땀과다증, 곧 다한증이다. 다한증은 대개 원인 질환에 속발되어 나타나는 전신성 다한증과 특별한 원인 질환 없이 원래부터 땀이 많은 국소성의 본태성 다한증으로 나뉘는데, 다한증으로 고생하는 대부분의 사람들은 본태성 다한증이다. 서양의학에서 본태성 다한증을 치료하는 가장 확실한 방법은 교감신경차단술이지

다한증의 이해와 치료

만, 수술을 시행한 모든 환자에게서는 이른바 '보상성 다한증'이라는 부작용이 나타난다." 그렇다면 달리 다한증을 치료하는 방법은 없는 걸까? 필자들이 한의사인 만큼 이제 그에 대한 대안으로 한의학적 견해를 설명할 텐데, 그전에 우선 조르주 캉길렘(Georges Canguilhem)이라는 벽안(碧眼)의 의철학자(醫哲學者)가 쓴 책 한 권을 소개하고자 한다.

총명탕(聰明湯)

대한민국에 사는 거의 모든 학부모는 자녀의 학업 성적에서 자유롭지 않습니다. 세상을 오십 년 전후 살아 본 부모들은 행복이 성적순이 아님을 잘 알면서도, 구조적 모순이 점점 고착화되어 가는 우리 사회에서 그나마 밥벌이를 하기 위해서는 어쨌든 학업 성적이 뒤처지지 않아야 한다고 생각하기 때문입니다. 초등학교를 졸업하는, 아니 초등학교에 입학하는 순간부터 아이들의 고생길이 훤하게 트이는 셈인데, 부모는 부모대로 속을 끓이게 되는 것이 우리네 현실이지요. 이런 이유로 총명탕(聰明湯)에 대한 수요가 폭발적으로 늘어났는데….

총명탕은 중국 명(明)나라 때의 유명한 의사인 공정현(龔廷賢)이 창안한 처방입니다. 공 씨는 태의원(太醫院) 의관(醫官)을 지낸 그의 아버지 공신(龔信)에게 어려서부터 의술을 전수받은 덕택에 의학에 대한 이해가 몹시 깊었다고 합니다. 부친의 조기교육(?) 때문인지 아무튼 그는 『만병회춘(萬病回春)』, 『수세보원(壽世保元)』, 『고금의감(古今醫鑑)』, 『운림신각(雲林神殼)』, 『본초포제약성부정형(本草炮製藥性賦定衡)』, 『종행선방(種杏仙方)』, 『노부금방(魯府禁方)』 등과 같은 여러 권의 책을 저술했는데, 이중 『고금의감』은 부친이 저술하다가 사망하자 뒤이어 완성시킨 역작으로 평가받고 있습니다.

처방 이름을 듣기만 해도 귀가 솔깃해지는 총명탕은 공정현이 지은 여러 책 중에서 1581년에 간행된 『종행선방』에 수록되어 있습니다. 이 의서의 특징은 대부분 일상에서 쉽게 구할 수 있는 두세 가지의 약재로 조성된 간편한 경험방이 주로 실려 있다는 것인데, 총명탕 역시 백복신(白茯神), 석창포(石菖蒲), 원지(遠志)라는 단 세 가지 약물로 구성된 아주 간결한 처방입니다. 즉 사시사철 푸르름을 잃지 않는 소나무 뿌리에 기생하는 불완전 균류(菌類)에 솔뿌리가 관통해 있는 백복신, 우리의 옛 여인네들의 머릿결을 청정하게 감싸주었던 창포물을 단번에 떠올리게 만드는 석창포 뿌리, 그리고 능히 사람으로 하여금 뜻[志]과 의식을 강하고 원대[遠]하게 만든다고 해서 붙여진 이름의 아기풀뿌리 원지, 이 세 가지 약물만을 배합한 것이지요. 복용법 또한 간단해서 이들 약물을 각각 동일한 분량으로 섞어 한번에 12g씩 물에 달여 먹거나, 달이는 것도 귀찮으면 가루를 내어 8g씩 찻물에 타서 하루 세 번 먹으면 된다고 합니다.

그럼 총명탕은 어떤 효과가 있느냐? 백복신은 심(心)을 보(補)함으로써 놀람·황홀함·성냄 등을 진정시켜 마음을 아주 평온하게 해주고, 석창포는 마음으로 통하는 구멍 즉 심규(心竅) 혹은 심공(心孔)을 활짝 열어주며, 원지는 군대에서 총기를 손질할 때 꽂을대로 총신에 낀 때를 청소하는 것처럼 마음 구멍에 쌓인 담연(痰涎)을 말끔히 없애주는 역할을 합니다. 따라서 총명탕은 마음을 몹시 맑고 깨끗하며 평안하게 해줌으로써, 공부에만 몰두할 경우 마음먹은 바대로 모두 기억해낼 수 있는 효과를 발휘하게 됩니다. 다시 말해 우리들의 기억력을 증진시켜 소위 '건망증(健忘症)'을 치료해주는 것이지요. 그 효과가 얼마나 좋으면, 총명탕의 효능에 대해 "오랫동안 먹을 경우 하루에 천 마디 말을 암송할 수 있다(久服能日誦千言)."라고 풀이해 놓았겠어요?

그렇다면 총명탕만이 기억력을 좋게 해주는 처방이냐 하면 절대 그렇지 않습니다. 처방 이름은 물론 그 효과까지도 총명탕에 버금가거나 오히려 더 우수한 것들이 얼마든지 있기 때문입니다. 가령 공정현의 또 다른 저서인 『만병회춘』에는 공자와 같은 대성인(大聖人)이 항상 머리맡에 두고 있었다는 의미의 공자대성침중방(孔子大聖枕中方)이란 처방이 있는데, 이 역시 "복용할 경우 사람이 총명해진다(服之令人聰明)."고 했습니다. 또 과거시험에 장원급제하는 것은 떼어 놓은 당상임을 연상시키게 만드는 장원환(壯元丸)이란 이름의 처방도 있는데, "이를 복용할 경우에는 천 마디 말을 외울 수 있음은 물론 책이 1만 권일지라도 그 내용을 모두 기억해낸다(服

之能日誦千言 胸臟萬卷)."고 했습니다. 이뿐만이 아닙니다. 명나라 때의 또 다른 명의 이천(李梴)도 이른바 주자학(朱子學)을 집대성한 주희(朱熹)가 책을 읽을 때 늘 가까이했다는 의미로 주자독서환(朱子讀書丸)이란 처방을 만들어 그가 저술한 『의학입문(醫學入門)』에 실어놓았는데, 이 또한 건망증에 둘째가라면 서러울 정도로 매우 효과적입니다. 이외에도 많이 있지요.

그러나 총명탕을 위시한 이들 한약만 먹는다고 해서 글자 그대로 총명해지고, 장원급제하며, 공자나 주희와 같은 대학자가 될 수는 없을 겁니다. 무엇보다 공부하고자 하는 강력한 의지, 그리고 그 의지에 따른 부단한 노력이 필수겠지요. 건성으로 슬쩍 한번 훑고 지나간 뒤 잘 기억나지 않는 것을 두고, 애꿎은 날씨 탓, 머리 탓, 그도 모자라 조상 탓하기보다는, 노력을 게을리하지 않았는지 진지하게 반성해 보는 것이 올바르지 않겠어요?

4장
정상과 병리

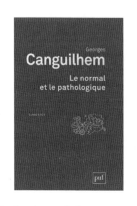

다한증에 대한 한의학적 견해를 밝히기에 앞
서 우선적으로 소개하고 싶은 책은 프랑스 과학
철학을 대표하는 학자로 일컬어지는 조르주 캉길
렘(Georges Canguilhem)의 *Le normal et le pathologique*이다.
우리나라에는 『정상과 병리』라는 제목으로 출간된 강원대 철학과
이광래 교수의 번역본도 있고, 『정상적인 것과 병리적인 것』이라는
제목으로 출간된 연세대 의학과 여인석 교수의 번역본도 있는데,
필자들은 이광래 교수가 번역한 책을 읽었다. 똑같은 책을 번역한
것이니만큼 내용이 다르지는 않겠지만, 번역서에 으레 첨부되기 마
련인 '역자 해제' 등은 상이하기에 철학 전공 교수의 책을 택한 것이
다. 여인석 교수의 책은 두꺼운 『한 권으로 읽는 동의보감』(공저)으

로도, 또 얇은 『의학사상사』로도
접해 본 경험이 있기 때문이다.

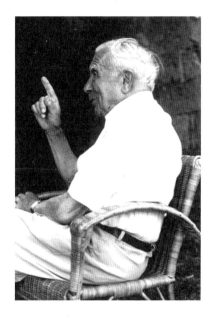

먼저 조르주 캉길렘에 대해 간략
히 알아보자. 캉길렘(1904~1995)
은 프랑스 서남부의 작은 도시 카
스텔노다리(Castelnaudary)에서 태
어나 고등사범학교에서 장 폴 사르
트르(Jean Paul Sartre, 1905~1980)
등과 함께 철학을 공부한 뒤, 1937
년 10월부터 툴루즈(Toulouse)의 리세(lycee; 고등학교)에서 철학
을 가르치기 시작했다. 1941년부터는 스트라스부르(Strasbourg)
대학으로 옮겨 의학 연구에 전념했는데, 2년 뒤인 1943년에는 그
연구의 결실로 「정상과 병리의 몇 가지 문제에 대한 시론(Essai sur
quelques problemes concernant le normal et le pathologique)」이
라는 논문을 제출해 의학박사 학위를 받았다. 1952년에는 의학철
학에 대한 두 번째 연구 성과인 『생명의 인식(La connaissance de
la vie)』을 출판했고, 1955년에는 스승인 가스통 바슐라르(Gaston
Bachelard, 1884~1962)의 뒤를 이어 소르본(Sorbonne) 대학의 과
학사·과학철학의 강좌와 파리 대학의 과학사·기술사 연구소장의
직책을 이어받았다. 1955년에는 철학박사 학위 논문인 『17, 18세
기에 있어 반사개념의 형성(La formation du concept de reflexe

aux ⅩⅦe et ⅩⅧe siecles)』을 출판해 학문적으로 큰 주목을 받았고, 1968년에는 그의 인식론적 과학사를 총정리한『과학사와 과학철학연구(Etudes d'histoire et de philosophie des sciences)』를 출판했으며, 1997년에는 과학사에 대한 완결판이라 할 수 있는『생명과학의 역사에서 이데올로기와 합리성(Ideologie et rationalite dans l'histoire des sciences de la vie)』을 펴냈다. 출판된 이상의 중요한 5권의 저서 이외에 그가 발표한 논문도 70여 편에 이르는데, 특히 제자인 미셀 푸코(Michel Foucault, 1926~1984)가 마련한 논문집에 기고한「과학과 반과학에 대하여」라는 글도 아주 유명하다.

이상으로 캉길렘의 생몰 연대와 더불어 그의 중요 저작물을 간단히 살펴봤다. 거의 제목만을 나열했기 때문에 캉길렘의 사상이 무엇인지는 잘 드러나지 않는다. 하지만 캉길렘도 자신의 연구는 "의학의 방법과 지식에 대한 몇 가지를 철학적 사변으로 통합하기 위한 노력"이라고 밝혔듯이, 철학·의학·과학을 역사적으로 점검하면서 한데 아우르려 했다는 것 정도는 알 수 있다. 필자들의 소견을 덧붙여 설명하자면, 캉길렘은 생명현상은 물리·화학적 상태로 환원 불가능하다는 '생기론(生氣論, vitalism)'의 입장을 견지하면서 '정상'과 '병리'에 대한 새로운 관점을 제시한 사람이다. 의학은 한낱 사물이 아니라 살아 숨 쉬는 생명체를 대상으로 삼고 있기 때문에 정상과 병리를 구분하는 기준은 통계적 평균치 등의 과학적 수치가 아니라 각각의 생명체가 지닌 내적 '규범성(normativite)'이어야 한다고 주장한 것이다. 그의 목소리가 학계의 주목을 받은 까닭은 의학에서 흔히 일컫는 정상과 병리(정상과 비정상 혹은 생리와 병리)라는 개념은 과학적 사실이 아니라 생물학적 가치에 의해 설정된다는 점을 환기시키면서 생명의 본질을 다시금 성찰하게 만들었기 때문이다. 또 당시에도 사용되었고 지금도 여전히 사용되고 있는 통계적 평균으로 정상과 병리를 판가름하는 방법은, 각각의 생명체가 지닌 생물학적 기능현상의 특징을 지워버림으로써 각 생명체의 독자성을 무시하는 것임을 드러냈기 때문이다. 아무튼 캉길렘은 "생명에는 내재하는 규범이 있다."는 획기적인 언명으로 당시까지의 인식론과 과학사 연구에 큰 충격을 안겨주었다.

이제 『정상과 병리』를 잠깐 들여다보자. 『정상과 병리』는 앞서 언급했듯이 당시까지의 의학사를 관통하며 형성되어 온 정상과 병리의 개념을 속속들이 파헤치면서 '규범성'이라는 새로운 관점을 제시한 캉길렘의 대표작이다. 책은 1부와 2부로 나뉘는데, 1부 《정상과 병리의 몇 가지 문제에 대한 시론》은 1943년 스트라스부르 대학에 제출해서 의학박사 학위를 수여받았던 바로 그 논문으로, 1장 〈병리적 상태는 정상적 상태의 양적 변화에 지나지 않는가?〉와 2장 〈정상과 병리의 과학은 존재하는가?〉로 구성되어 있다. 주된 내용은 19세기에 이르기까지 여러 학자들이 제시한 정상과 병리라는 개념의 의미와 한계를 비판적으로 검토한 것이다. 가령 오귀스트 콩트(Auguste Comte, 1798~1857)나 클로드 베르나르

(Claude Bernard, 1813~1878) 등은 통계적 평균을 기준으로 삼아 평균에 가까우면 정상이고 그것에서 벗어나면 병리—곧 병리란 정상적인 현상의 많고 적음에 따른 양적 변이에 불과하다.*—라고 했지만, 캉길렘은 병리적 상태는 생리적 상태의 단순한 연장이 아니라 질적으로 다른 상태라고 주장했다. 2부《정상과 병리에 관한 새로운 반성》은 그로부터 20년 후인 1963년부터 3년간 파리 대학에서 강의했던 주제를 바탕으로 1부의 내용을 좀 더 보강한 것으로, 1장〈사회적인 것으로부터 생명적인 것으로〉와 2장〈인간의 유기적 규범에 대하여〉및 3장〈병리학에서의 새로운 개념: 오류〉등으로 이루어져 있다. 주된 내용은 정상과 병리를 구분하는 기준이 사실과 더불어 사실에 대한 평가라는 가치 개념까지 포괄하는 규범적 성격을 갖고 있음을 고찰한 것이다. 세세한 내용은 차치하고 각 장의 소제목만 보더라도 철학자의 풍모가 물씬 느껴지는데, 어쨌든 캉길렘은 당시까지 이어져 내려온 정상과 병리의 개념, 곧 생리학과 병리학에 대한 인식론의 역사를 낱낱이 검토하면서 '생명'을 새롭게 규정하고자 했다. 자기보존을 위해 스스로의 조절 능력을 한껏 발휘하는 생명체의 생명현상을 올바르게 이해하려면, 과학이라는 잣대로 판가름해 왔던 방법론적 오류를 우선적으로 교정해야 한다고 여겼기 때문이다.

---

*어의학적으로도 병리적인 것은 정상적인 것에서 출발하여 'a'(결여나 부정을 뜻하는 접두사) 또는 'dys'(불량이나 이상을 뜻하는 접두사)보다는 'hypo'(저하를 뜻하는 접두사) 또는 'hyper'(과도함을 뜻하는 접두사)로 나타난다.

다한증의 이해와 치료

여기서 이 책을 몇 문단으로 요약·정리하지는 않겠다. 책의 외피를 두르고 있지만 실상은 논문이므로 결론만 이야기해도 충분하기 때문이다. 아니 보다 솔직하게 말하면, 필자들에게도 생소한 인물들의 이름이 마구 등장하는 등 캉길렘의 논리 전개가 워낙 광범위할뿐더러 그의 문체 또한 만만치 않아 요점만 적절히 간추리기가 무척 어렵기 때문이다. 그럼에도 불구하고 굳이 그를 소개하고자 욕심을 부린 것은, 캉길렘의 주장에는 의료인이라면 절대 무시할 수 없는 뛰어난 통찰이 들어있는 까닭이다. 그 구체적인 예를 하나만 살펴보자.

질병의 정의에는 두 가지 관점이 있다. 하나는 존재론적 관점에 따라 질병을 '실체적 존재'로 간주하는 것이고, 하나는 관계론적 관점에 따라 질병을 '관계의 부조화(불균형)'로 간주하는 것이다. 이를 캉길렘은 "결핍성의 질병과 모든 전염성 혹은 미생물 질병은 존재론적 관점을 뒷받침하고, 내분비장애와 접두어 'dys'가 붙는 모든 질병은 역동적 혹은 기능적 관계론적 관점을 지지한다. 그렇지만 이 두 가지 관점에는 하나의 공통점이 있다. 둘 다 질병 속에서—질병이라고 하는 경험 속에서라고 하는 것이 더 낫다.—투쟁 장면을 보고 있다. 한쪽은 유기체와 외부의 투쟁이며, 다른 한쪽은 내부에서 싸우는 힘끼리의 투쟁이다. 한쪽은 일정한 본원적 요소의 존재나 결여에 의해, 다른 한쪽은 유기체 전체의 배치 전환에 의해 질병이 건강 상태와 구별된다."고 말했다. 그런데 캉길렘은 "산다는 것은 아메바에게조차도 선택하는 것이며 거부하는 것이다. 소화관이나 성기(性器)는 유기체가 지닌 행동의 규범이다."라면서 그만의 독특한 '규범성'의 관점으로 질병을 새롭게 인식했으니, 그는 "(관계론적 관점의) 질병은 단순히 불균형이나 부조화일 뿐만 아니라 또한 그 무엇보다도 새로운 균형을 얻기 위해 인간 내부에서 자연이 시도하는 노력이다. 질병은 치료를 목적으로 하는 일반화된 반응이며, 유기체는 회복하기 위해 질병이 된다. 치료는 무엇보다도 우선 참아내는 것이며, 필요한 경우 쾌락적·치료적인 자발적 반응을 강화하는 것이어야 한다."고 주장했다. 어떤가? 모든 생명체는 자신이 처한 상황에 무관심하지 않고 매순간 생존을 위해 자발적으로 노력하는 존재라는 사실이 확연하게 드러나지 않는가?

이렇게 캉길렘은 규범성이라는 시선으로 생명현상을 파악하면서 정상과 병리의 관계를 재설정했다. 그는 "생명은 규범적인 활동"이므로 "정상이라는 개념은 규범으로의 침해 가능성에 의존"하고, "병리는 정상 상태의 변질로 파악되는 유기체 내에서의 변화이기 때문에 병리적 사실인 질병 또한 생명의 또 다른 과정이다."라고 했다. 이는 "질병도 생명의 규범이다."는 의미인데, "다만 그것은 규범이 유효한 조건으로부터 벗어날 때 다른 규범으로 스스로를 변화시킬 수 없고 어떤 일탈에도 참아낼 수 없다는 뜻에서 열등한 규범이다."라고 했다. 덧붙여 "질병이 일종의 생물학적 규범이라는 사실이 인정된다면 병리적 상태는 결코 이상이라고 말할 수 없으며 일정한 상황과의 관계 속에서만 그렇게 말할 수 있다."면서 건강과

다한증의 이해와 치료

치료에 대해서도 새롭게 정의했다. 그는 "건강이란 환경의 부정확함을 허용하는 폭"이고, "병리는 환경의 부정확함을 허용하는 폭이 감소하는 것"이므로, "치료란 원칙적으로 규범으로부터 멀어진 기능이나 유기체를 규범까지 회복시키려는 것"이라고 한 것이다. 물론 캉길렘이 이런 주장을 할 수 있었던 까닭은 건강과 질병 및 치료 개념의 중심에 늘 '생명'을 놓아두고 있었기 때문이다. 그는 "새를 받쳐주는 것은 나뭇가지이지 탄성의 법칙이 아니다."라고 말했듯이, 생명은 과학적으로 절대 환원될 수 없는 개념이라고 여긴 것이다. "살아 있는 인간은 규범으로 간주되는 생명 유지나 생명 발전을 저해하는 것과 싸우기 위해 생명 고유의 자연발생적 노력을 많든 적든 간에 민감한 방식으로 연장한다."는 통찰!

　이상으로『정상과 병리』에 들어 있는 캉길렘의 사상을 큰따옴표를 사용해서 그의 언설 그대로를 인용하며 짤막하게 살펴봤다. 철학자가 쓴 글답게 상당히 딱딱하고 쉽게 읽히지 않았을 텐데, 그가 주장하고 싶은 바가 무엇인지는 충분히 이해했을 것이다. 췌언인 줄 알면서도 덧붙인다면, 살아 숨 쉬는 모든 생명체는 쇠붙이처럼 자신의 실존에 무관심하지 않기 때문에 질병을 앓고 있는 와중에도 항상 치유와 회복의 욕구를 발휘하고 있다는 것이다. 병리적 사실로 파악되는 질병 역시 정상적인 생명현상의 또 다른 과정이라는 뜻이며, 한마디로 사람은 기계가 아니라는 말이다.

　필자들이 다한증에 대한 한의학적 견해를 밝히기에 앞서 굳이 쉽지 않은 의철학서를 소개한 의도는 교감신경차단술이라는 현 서양의학적 치료법을 비판적으로 검토해 봐야 한다는 의미이다. 3장 말미에서 언급했듯이 서양의학에서는 교감신경차단술을 본태성 다한증 치료의 가장 확실한 방법으로 여기고 있다. 하지만 수술을 시행한 환자에게서는 반드시 '보상성 다한증'이라는 부작용이 나타난다. 손바닥이나 겨드랑이가 땀이 흥건해서 수술했더니 이후에는 앞가슴이나 허벅지가 땀범벅이 되는 것이다. 그런데 아직까지 해결 방법이 없는 이 문제를 두고 서양의학은 인체의 방어기전이 작동하는 탓에 인위적으로 신경을 차단해서 어느 한 부위의 땀 분비를 막으면 인체가 알아서 다른 부위의 땀 분비를 늘려 균형을 맞춰 버린다고 설명한다. 그렇다면 이렇게 수술하는 방법이 과연 올바른 치료법이라고 할 수 있을까? 상식적으로 판단하더라도 신경을 싹둑 잘라내기에 앞서 땀이 왜 나는지부터 다시금 따져봐야 하지 않을까? 온갖 검사를 통해서도 원인을 여태껏 찾아내지 못했기에 '본태성'이란 수식어를 붙이고 있겠지만, 뭔가 해결의 실마리를 찾으려 한다면 인체를 바라보는 관점을 최우선적으로 바꿔야 하지 않을까?

본태성 다한증 환자를 캉길렘의 시선으로 바라보면, 그는 땀을 흘리지 않으면 안 되는 상황을 겪고 있기 때문에 땀을 흘리는 것이다. 캉길렘의 관점으로는 땀을 지나치게 많이 흘리는 것 역시 인체의 정상적인 생명활동이기 때문이다. 땀을 너무 많이 흘리는 까닭에 병리적 현상으로 간주하고 있지만, 그 또한 체내의 균형을 맞추기 위해 인체가 부단히 노력하는 과정에서 나타나는 지극히 생리적인 현상임에 분명한 것이다. 따라서 다한증을 치료하는 방법은 캉길렘의 언설처럼 "인체의 자발적 반응을 강화하는 것"이어야 한다. 위에서 언급했던 질병에 대한 두 가지 관점을 떠올리더라도, 다한증은 존재론적 관점에 의한 질병이 아니라 관계론적 관점에 따른 질병임에 틀림없지 않은가? 전체적으로 조화와 균형이 깨진 부조화와 불균형의 질병이라면, 다시금 조화롭고 균형 잡힌 상태로 되돌리는 것만이 올바른 치료이지 않겠는가? 결론적으로 다한증은 한의학적 치료법을 우선적으로 적용해야 하는 질병이다. 한의학은 항상 체내 음양기혈(陰陽氣血)의 조화와 균형을 모색하는 의학이기 때문이다. 그럼 이제부터 다한증에 대한 한의학적 관점을 자세히 살펴보도록 하자.

자주 듣는 한방 처방 제대로 알기

십전대보탕(十全大補湯)

 확실히 삼복더위는 활기차게 지내기 힘든 시기입니다. 어지간한 체력으로는 염천지절(炎天之節)의 뜨거운 열기를 이겨내기가 여간 쉽지 않아서 무기력하게 복지안동(伏地眼動)만을 일삼고 싶기 때문입니다. 그래서 "여름철에 보약(補藥)을 먹으면 땀으로 다 흘러나와 효과가 없다."는 얼토당토 않는 말 때문에 고개를 갸우뚱하면서도, 지친 몸에 활기를 불어넣을 수 있는 소위 '보약'을 찾게 되는 것이 인지상정(人之常情)입니다. 해서 이번에는 일반인들에게 가장 친숙하게 알려진, 때문에 보약의 대명사라 해도 전혀 손색이 없을 십전대보탕(十全大補湯)에 대해 알아봅시다.

 십전대보탕은 송(宋)나라 때의 방서(方書)인『태평혜민화제국방(太平惠民和劑局方)』에 맨 처음 등장합니다. 예나 지금이나 국민의

복지 증진에는 의료 시혜가 빠질 수 없었던지 송나라에서도 요즘의 국립의료원에 해당하는 태의국(太醫局)이란 곳을 두어 운영했는데, 이 태의국에서 1078년에 초간(初刊)한 총 10권의 성약처방집(成藥處方集)이 곧『태평혜민화제국방』입니다. 서명(書名)이 너무 길지요? 그래서 필자들과 같은 한의사들은 '화제국방'이라고 하거나, 그도 귀찮으면 '화제'란 '처방전'이란 의미에 불과하므로 그냥 '국방'이라고 부르지요. 재미있는 것은 처음에는 책 이름을 무미건조(?)하게 '태의국방'이라고 했다가, 진사문(陳師文)이란 의사가 30여 년에 걸쳐 여러 차례 수정·보완을 진두지휘한 뒤 1107년 개정증보판을 펴낼 때 '태평혜민'이란 접두어를 붙였다는 사실입니다. 정치성 혹은 아부성이 강하게 느껴지지 않습니까?

『태평혜민화제국방』은 범국가적인 사업으로 편찬한 의서(醫書)답게 그 시대에 의약계는 물론 민간에서 효험이 있다고 알려진 거의 모든 처방들을—그 종류만도 788가지나 수록해 놓았습니다. 또한 찾아보기 쉽도록 상한(傷寒)·담음(痰飮)·부인제질(婦人諸疾)·소아제질(小兒諸疾)·잡병(雜病)·인후구치(咽喉口齒) 등으로 병증(病證)의 카테고리를 14종으로 일목요연하게 분류하는 한편, 각각의 처방이 갖는 주된 치료 효과, 증상에 따른 약물의 가감(加減) 및 약재의 가공 처리 방법 등도 자세히 설명해 놓았습니다. 수록된 처방의 형태는 주로 환산제(丸散劑), 즉 알약이나 가루약인데, 우리들의 귀에 너무나 익숙한 우황청심환(牛黃淸心丸)도 이 책에 실려 있는 방제입니다. 한 가지 아쉬운 점은 질병의 원인 등 의학이론에 대한 설명이 부족하다는 것인데, 원(元)나라 때의 주진형(朱震亨)은 『태평혜민화제국방』의 이러한 단점을 보완하고자 『국방발휘(局方發揮)』라는 책을 저술했답니다.

송나라 때의 국책 사업 결과물에 대한 설명이 좀 길었지요? 이제 십전음(十全飮) 혹은 십보탕(十補湯) 등으로도 불리는 십전대보탕에 대해 살펴봅시다. 십전대보탕은 당귀(當歸)·천궁(川芎)·숙지황(熟地黃)·백작약(白芍藥)으로 구성된 사물탕(四物湯)과 인삼(人蔘)·백출(白朮)·복령(茯苓)·감초(甘草)로 구성된 사군자탕(四君子湯)을 합하고, 여기에 목향(木香)과 침향(沈香)을 더한 총 10가지 약재로 조합한 처방입니다. 곧 보혈(補血)의 대표적 처방인 사물탕과 보기(補氣)의 대표적 처방인 사군자탕을 합방(合方)한 이른바 팔물탕(八物湯)으로서 기혈(氣血)을 쌍보(雙補)하되 보강된 기혈이 체내에서 잘 순환할 수 있도록 기의 흐름을 원활하게 해주는 목향과 침향을 첨가한 것입니다. 후대에는 이동원(李東垣)이란 명의가 목향과 침향을 황기(黃芪)와 육계(肉桂)로 바꾸어 보익기혈(補益氣血)에 더욱 치중했는데, 이러한 방식이 계속 이어져 오늘날 십전대보탕이라 하면 으레 황기·육계가 들어간 처방을 의미합니다.

따라서 십전대보탕은 체내의 기혈 부족으로 인한 모든 병증, 예를 들어 허약함이 장기간 계속되어 음식을 도통 먹지 못하는 경우, 오랜 병으로 몸이 쇠약해져 수시로 조수(潮水)와 같은 열이 발생하고 뼈마디가 시리고 아프며 땅기는 경우, 얼굴색이 누렇게 뜨고 다리와 무릎에 힘이 없는 경우, 각종 병을 앓은 후에 기운이 예전과 같지 않은 경우, 걱정과 근심으로 숨차고 속이 그득하며 메스꺼운 경우 등에 뛰어난 효과를 발휘하는 보약입니다. 한마디로 기혈을 보충·보강하는 데는 아이들 말로 '캡짱'인 처방이지요.

하지만 십전대보탕은 문자 그대로 '보약'임을 명심해야 합니다. 원래 '보(補)'라는 한자는 의복이 낡고 닳아서 구멍이 난 것을 수선하여 보충한다는 뜻이거든요. 옷이 멀쩡한데도 불구하고 단지 값비싼 모피라는 이유만으로 덧대어 짜깁기를 한다면 오히려 누더기를 만드는 꼴 아니겠어요? 유교(儒敎)의 조종(祖宗) 격인 정자(程子)께서도 천하의 바른 도리(正道)와 정해진 이치(定理)는 다름 아닌 중용(中庸)이라 하셨습니다. 한의학 치료 방법의 최근간(最根幹) 역시 "모자라면 보충하고, 넘치면 깎아낸다(虛則補之, 實則瀉之)."는 중용의 미덕을 추구하는 것이니, 무턱대고 십전대보탕을 찾기 전에 보약이라는 말에 지나치게 집착한 것은 아닌지 한번쯤 돌이켜보는 것이 좋지 않겠어요?

5장

다한증에
대한
한의학적
관점

한의학은 인체가 하나의 작은 우주, 즉 '인신소우주(人身小宇宙)'라는 관점을 가지고 있다. 물론 인체가 우주의 미니어처(miniature)라는 생각은 한의학뿐만 아니라 동양학의 범주에 포괄되는 모든 학문의 가장 일반적인 사고방식이다. 『주역(周易) 계사전(繫辭傳)』에 수록된 "가깝게는 자기 몸에서 진리를 찾고, 멀게는 각각의 사물에서 진리를 찾아야 한다."*는 글귀도, 『맹자(孟子)』에 등장하는 "삼라만상이 모두 내게 갖춰져 있다."**는 문구도, 모두 사람이 우주의 닮은꼴이라는 시각에서 비롯된 것으로 '인신소우주'

---

* 『周易 繫辭傳』 "近取諸身 遠取諸物"
** 『孟子』 "萬物皆備於我"

다한증의 이해와 치료

와 일맥상통하는 말이다. 한의학의 인체관은『동의보감』의 첫머리에서부터도 확연하게 드러나니,『동의보감』에서는 "사람의 머리가 둥근 것은 하늘을 본받고, 발이 모가 진 것은 땅을 본받았다. 하늘에 사시(四時)가 있듯이 사람에게는 사지(四肢)가 있고, 하늘에 오행(五行)이 있듯이 사람에게는 오장(五藏)이 있으며, 하늘에 육극(六極)*이 있듯이 사람에게는 육부(六府)가 있다. … 하늘에 해와 달이 있듯이 사람에게는 눈이 있고, 하늘에 낮과 밤이 있듯이 사람에게는 자고 깨어 활동하는 것이 있고, 하늘에 우레와 번개가 있듯이 사람에게는 기쁨과 분노의 감정이 있고, 하늘에 비와 이슬이 있듯이 사람에게는 눈물과 콧물이 있고, … 땅에 초목(草木)이 있듯이 사람에게는 모발(毛髮)이 있고, 땅에 금석(金石)이 있듯이 사람에게는 치아(齒牙)가 있다. … "**라고 했다. 이렇게 한의학은 인체의 제반 현상을 천지 대자연에 존재하는 만물의 모든 현상과 서로 유비(類比)시켜 파악했으니, 땀이 흐르는 것 또한 천지간에 내리는 비와 같다***고 여겼다. 대지의 물이 증발해서 구름으로 뭉쳤다가 비로 내리는 것처럼, 인체에서도 양기(陽氣)가 음액(陰液)을 훈증(薰蒸)해서 땀이 난다****는 것이다.

---

*동서남북(東西南北)과 상하(上下).

**『東醫寶鑑』"頭圓象天 足方象地 天有四時 人有四肢 天有五行 人有五藏 天有六極 人有六府 … 天有日月 人有眼目 天有晝夜 人有寤寐 天有雷電 人有喜怒 天有雨露 人有涕泣 … 地有草木 人有毛髮 地有金石 人有齒牙…"

***『黃帝內經』·「陰陽應象大論」"陽之汗 以天地之雨名之"

****『黃帝內經』·「陰陽別論」"陽加於陰 謂之汗"

인체에서 흐르는 땀을 천지 대자연에서 내리는 비로 여긴다는 것은 땀이 나는 것을 극히 자연스러운 현상으로 생각한다는 뜻이다. 한의학의 가장 오래된 고전인 『황제내경(黃帝內經)』에서도 "날씨가 덥거나 옷을 두껍게 입으면 주리(腠理)가 열려 땀이 난다."*면서, 체온이 올라가는 상황에서 땀이 나는 것은 지극히 당연한, 곧 인체의 정상적이고 생리적인 반응으로 간주했다. 또 "무더운 여름에 땀을 흘리지 않으면 가을에 학질이 생긴다."**고 했고, "여름철의 사기(邪氣)인 서사(暑邪)는 마땅히 땀과 함께 배출해야 하니 절대 땀을 멎게 해서는 안 된다."***고 했으니, 땀을 흘려야 할 상황에서는 적절히 땀을 흘려야 마땅하다고 생각했다. 하지만 이외의 경우에 땀이 흐르는 것에 대해서는 대체적으로 부정적인 인식이 강하다. 삼척동자도 다 아는 상식으로 설명하자면 땀은 본디 몸 안에 있어야 할 것이 몸 밖으로 빠져 나온 것이기 때문이다. 한의학적 표현으로 재차 부연하면, 땀은 신체 내부에 있어야 할 '진액(津液)'이 신체 외부로 누설(漏泄)된 것이기 때문이다. '진액'이란 다소 생소한 용어가 등장했는데, 진액은 한마디로 몸 안의 모든 정상적인 수양성(水樣性) 액체를 뜻한다. 다시 말해 진액은 섭취한 음식물로부터 형성된 에센스, 곧 곡기(穀氣)로부터 생성된 정기(精氣)로서 체내의 모든 정상적인 수액(水液)을 의미한다. 따라서 땀을 흘린다는

*『黃帝內經』·「五癃津液別」"天暑衣厚則腠理開 故汗出"
**『黃帝內經』·「金匱眞言論」"夏暑汗不出者 秋成風瘧"
***『黃帝內經』·「熱論」"暑當與汗皆出 勿止"

다한증의 이해와 치료

것은 땀으로 바뀌기 이전의 '진액'을 흘린다는 것이며, 이는 곧 정기의 손실*에 다름 아니다. 한의학에서는 땀 흘리는 사람을 병자(病者)로 인식할 수밖에 없는 것이다.

---

*『黃帝內經』·「評熱病論」"人所以汗出者 皆生於穀 穀生於精 … 汗者精氣也"

땀의 원인

그렇다면 날씨도 덥지 않고 옷도 껴입지 않았는데 땀을 흘리는 이유는 무엇일까? 땀이 나는 원인을 한마디로 말하면, 체내 음양기혈(陰陽氣血)의 부조화·불균형 때문이다. 인체를 구성하는 양기(陽氣)와 음혈(陰血)이 조화로운 균형을 이루지 못하고 어느 한쪽이 지나치게 강성하거나 쇠약한 까닭에 부득이 땀이 나는 것이다. 음양기혈의 편성편쇠(偏盛偏衰)가 너무 포괄적으로 느껴진다면, 한 단계 범위를 좁혀 '영위불화(營衛不和)' 때문이라고 말할 수도 있다. 인체를 구성하는 '위기(衛氣)'와 '영혈(營血)'이 조화롭지 않은 까닭에 땀의 이상이 초래되는 것이다. 중국 명(明)나라 때의 명의(名醫) 장개빈*도 땀의 이상에 대해 설명하면서 "땀은 음(陰)에서 발원하지만 양(陽)이 주관한다. 이는 땀의 근본은 영혈(營血)이고,

땀이 나게 만드는 것은 위기(衛氣)라는 뜻이다. 그러므로 땀이 흐르게 하거나 그치게 할 때 영위의 성쇠를 잘 알지 못하면, 육지에서 배를 띄우고 바다에서 마차를 모는 것과 같다."**고 하지 않았던 가? 한의학도가 아닌 바에야 음양·기혈·영위 등의 용어가 낯설어 무슨 이야기인지 정확히 이해되지 않겠지만, 그래도 뉘앙스 정도는 느껴질 것이다. 비유하면, 댐 안쪽의 물이 댐 밖으로 흐르는 데는 댐 안쪽에 담긴 '물의 양상(≒영혈)'과 댐 '수문의 개폐(≒위기)' 여부 가 가장 중요하다고 할까?

좀 더 범위를 좁혀 말한다면, 땀의 원인은 습열훈증(濕熱薰蒸)·담어내축(痰瘀內蓄)·정지과극(情志過極)·음식노상(飮食勞傷)·방사 부절(房事不節) 등의 다섯 가지로 요약할 수 있다.

첫째, '습열훈증(濕熱薰蒸)'은 문자 그대로 습열의 훈증으로 인해 땀이 난다는 것이다. 습열은 곧 습기와 열기이고, '훈증'은 국어사 전에도 나오듯이 '찌는 듯이 무덥다'는 뜻이니, 습열훈증은 습기와 열기가 한데 어우러져 푹푹 찌는 무더위가 조성되는 상황을 표현 한 말이다. 습식 사우나에 들어가면 얼마 지나지 않아 찜통에서 물

---

* 張介賓(1563~1640). 자(字)는 경악(景岳). 『유경(類經)』·『경악전서(景岳全書)』 등을 저술했다.
** 『景岳全書』·「雜證謨·汗證門」 "汗發於陰而出於陽 此其根本則陰中之營氣 而 其啓閉則由陽中之衛氣. 故凡欲疏汗而不知營衛之盛衰 欲禁汗而不知橐籥之牝 牡 亦猶盡舟於陸而駕車於海耳"

방울이 뚝뚝 떨어지듯 땀이 줄줄 흐르지 않던가?

둘째, '담어내축(痰瘀內蓄)'은 '담(痰)'과 '어(瘀)'가 신체 내부[內]에 축적[蓄]된 탓에 땀이 난다는 것이다. 담과 어는 체내에 생성된 일종의 병리적 산물(産物)을 일컫는 용어인데, '파자(破字)풀이'하면 그 의미가 더욱 분명히 드러난다. 먼저 담(痰)은 '병들어 기댈 녁(疒)'과 '불 탈 염(炎)'이 결합된 글자이니, 체내에서 불[火]이 중첩된[炎] 병적 상황 및 그 산물을 뜻한다. 기관지에 불길이 치성[火+火=炎]했을 때 뱉어내는 가래를 '객담(喀痰)'이라 하지 않던가? 한편 어(瘀)는 '병들어 기댈 녁(疒)'과 '장소·공간을 뜻하는 어(於)'가 결합된 글자이니, 공간을 점유한 병소(病巢)를 지칭한다. 부딪혀 시퍼런 피멍이 들었을 때 흔히 '어혈(瘀血)'이 들었다고 하지 않던가? 따라서 담어내축은 정상적인 영위기혈(營衛氣血)의 순행(順行)을 방해할 정도로 체내에 병리적 산물인 담어가 축적된 탓에 땀이 난다는 것이다.

셋째, '정지과극(情志過極)'은 희노우사비경공(喜怒憂思悲驚恐)의 소위 '칠정(七情)'이라는 감정[情]과 의지[志]의 발현 정도가 극도로[極] 지나친[過] 까닭에 땀이 난다는 것이다. 내가 응원하는 선수가 행여 질까 봐 긴장을 늦추지 않고 가슴 콩닥거리며 TV를 보노라면 어느새 손에 땀이 쥐어져 있지 않던가?

넷째, '음식노상(飮食勞傷)'은 음식상(飮食傷)과 노권상(勞倦傷)으로 인해 땀이 난다는 것이다. 시고 쓰고 달고 맵고 짠, 즉 산고감신함(酸苦甘辛鹹)의 오미(五味)로 나뉘는 음식물을 적절치 않게 먹

다한증의 이해와 치료

고[食] 마시거나[飮], 피로[勞]와 권태[倦]를 일으킬 만큼 지나친 육체노동으로 인체의 정기가 손상[傷]된 탓에 땀이 난다는 것이다. 사노라면 땀 뻘뻘 흘리며 얼큰한 라면 국물 들이킬 수 있지만, 구슬땀 흘리며 맡은 바 업무에 충실해야 하지만, 정기를 손상시킬 정도로 과해서는 안 되는 것이다.

다섯째, '방사부절(房事不節)'은 절도[節]에 맞지 않는[不] 지나친 방사(房事), 곧 성관계로 인해 땀이 난다는 것이다. 사랑하는 남녀 간에 나누는 운우지정(雲雨之情) 역시 너무 지나치면 체내 장부기혈의 정상적인 순행에 지장을 초래할 수밖에 없기 때문이다.

이상으로 땀이 나는 원인을 범위를 좁혀 비교적 자세히 알아봤다. 그럼에도 불구하고 한의학을 접해보지 않은 분이라면 이해하기가 쉽지 않을 것이다. 땀의 원인을 다섯 가지로 세분했지만 결국에는 다시금 영위기혈의 난조로 귀착되는 탓이다. 그러나 인체가 매순간 살아 숨 쉬는 유기체임을 감안하면 이는 오히려 당연한 논리이다. 인체를 구성하는 모든 부분은 서로 유기적으로 밀접하게 연관되어 잠시도 쉬지 않고 정보와 에너지를 주고받으며 생명활동을 이어나가기 때문이며, 생명활동의 기본 요소는 결국 영위기혈이기 때문이다. 다만 한의사들은 여기서 한 걸음 더 나아가 오장(五臟)인 간심비폐신(肝心脾肺腎) 각각의 고유한 기능과 위기(衛氣)·영혈(營血)과의 관계를 연결시켜 살핌으로써 땀의 원인을 보다 세밀하게 파악하곤 한다. 일반인들에게는 거의 귀신 씻나락 까먹는 소리로 들리겠지만, "음식을 지나치게 많이 먹으면 위(胃)가 가득 차기(氣)가 훈증되므로 위(胃)에서 땀이 나오고, 놀라서 정신을 빼앗기면 심신(心神)의 정기(精氣)가 빠져나가게 되므로 심(心)에서 땀이 나오며, 무거운 물건을 들고 먼 길을 가면 골기(骨氣)가 손상되므로 신(腎)에서 땀이 나오고, 빨리 달리거나 두려워하면 근(筋)과 혼(魂)이 손상되므로 간(肝)에서 땀이 나오며, 육체노동이 지나치면 팔다리의 기육(肌肉)이 손상되므로 비(脾)에서 땀이 나온다."*는 구절을 늘 염두에 두기 때문이다. 무슨 이야기인지 알겠는가? 아마 거의 모를 것이다. 하지만 여기서 이 이론을 상세히 언급할 수는 없다. 이것까지 설명하려면 음양오행론을 위시해서 한의학의 전반적 이론을 몽땅 소개해야 하는 까닭이다.

---

*『黃帝內經』·「經脈別論」"飲食飽甚 汗出於胃 驚而奪精 汗出於心 持重遠行 汗出於腎 疾走恐懼 汗出於肝 搖體勞苦 汗出於脾"

다한증의 이해와 치료

땀의 종류

이번에는 한의학 문헌에 수록된 땀의 종류에 대해 살펴보자. 앞서 언급한 대로 한의학에서 땀을 흘린다는 것은 곧 정기의 손실이기 때문에 땀이 나는 부위·양상·특징·예후 등에 관한 내용이 무척 풍부하다. 일례로 중국 서한(西漢) 시대에 완성된 한의학 최고(最古)의 의서인『황제내경』에서도 이미 땀을 침한(寢汗)*·절한(絶汗)**·한출편저(汗出偏沮)***·녹한(漉汗)****·관한(灌汗)***** 등

---

* 『黃帝內經』·「藏氣法時論」"腎病者 腹大脛腫 喘咳身重 寢汗出憎風"
** 『黃帝內經』·「診要經終論」"太陽之脈 其終也 戴眼反折瘈瘲 其色白 絶汗乃出 出則死矣", 『黃帝內經』·「靈樞·經脈」"六陽氣俱絶 則陰與陽相離 離則腠理發泄 絶汗乃出 故旦占夕死 夕占旦死 此十二經之敗也"
*** 『黃帝內經』·「生氣通天論」"有傷于筋 縱 其若不容 汗出偏沮 使人偏枯"
**** 『黃帝內經』·「靈樞·五變」"黃帝曰 人之善病風厥漉汗者 何以候之 少兪答曰 肉不堅 腠理疏 則善病風"
***** 『黃帝內經』·「脈要精微論」"肺脈搏堅而長 當病唾血 其軟而散者 當病灌汗"

으로 나누어 놓고 각각의 양태를 설명했을 정도다. 『황제내경』이후 역대의 수많은 의가(醫家)들 또한 땀을 여러 가지로 분류하면서 다양한 주장을 쏟아냈는데, 최근에는 이들의 의견을 종합해서 '자한(自汗)'·'도한(盜汗)'·'탈한(脫汗)'·'국부한(局部汗)' 등의 네 가지 종류로 구분하고 있다. 요즘으로 치면 자한·도한·탈한은 전신성 다한증에 해당하고, 국부한은 국소성 다한증에 해당한다.

(1) 자한(自汗), 도한(盜汗), 탈한(脫汗): 전신성 다한증

문자 그대로 자한(自汗)은 저절로[自] 나는 땀[汗]이고, 도한(盜汗)은 (밤에 잠들었을 때만 몰래) 도둑놈[盜]처럼 나는 땀[汗]이다. 보다 친절하게 설명한 『동의보감』의 문구*를 그대로 옮기면 "자한은 시도 때도 없이 축축하게 흐르면서 움직이면 더욱 심해지는 땀"**이고, "도한은 잠들었을 때만 온몸이 목욕한 듯이 흠뻑 젖지만 깨어나고서야 비로소 알게 되는 땀"***이다. 『동의보감』이외의 책에서 언급된 내용도 대동소이하다. 가령 『상한명리론(傷寒明理論)』****에서는 "자한은 땀 내는 약을 먹지도 않았는데 저절로 땀이 나는 것으로 잠과 무관"*****하고, "도한은 잠들었을 때만 땀을 흠뻑 흘

---

*원래는 중국 명나라 때의 의가 우단(虞摶)이 1515년에 저술한 종합의서인 『의학정전(醫學正傳)』에 수록된 내용인데, 허준(許浚)이 이를 그대로 인용한 것이다.
**『東醫寶鑑』"自汗者 無時而濈濈然出 動則爲甚"
***『東醫寶鑑』"盜汗者 寐中通身如浴 覺來方知"
****중국 금나라 때의 의가 성무이(成無已)가 1144년에 저술한 의학서.
*****『傷寒明理論』"自汗者 謂不因發散而自然汗出者是也"

　　　　　　　　　　　다한증의 이해와 치료

렸다가 잠에서 깨어나면 뚝 그쳐서 깨어 있을 때는 땀이 전혀 나지 않는 것"*이라 했다. 또『의학입문』**에서는 "자한은 잠들었을 때와 깨어 있을 때를 막론하고 아침저녁으로 땀이 나는 것"***이고, "도한은 잠이 들면 땀이 났다가 깨어나면 점차 그치는 것"****이라 했다. 이상을 종합하면 자한과 도한은 잠들었을 때와 깨어 있을 때, 즉 정신의 각성 여부를 기준으로 삼아 구분했음을 알 수 있다.

한의학의 거의 모든 문헌에서 전신성 다한증에 해당하는 땀을 이렇게 자한과 도한으로 나누어 설명해 놓은 이유는, 자한은 대부분 위기(衛氣)의 허약으로 인해 발생하고, 도한은 대부분 영혈(營血)의 쇠약으로 인해 발생한다고 간주하기 때문이다. 이게 무슨 말이냐? 앞서 땀의 원인을 설명할 때 땀의 이상은 음양기혈의 편성편쇠(偏盛偏衰), 다시 말해 위기영혈(衛氣營血)의 불화(不和) 탓이라고 했음을 기억할 것이다. 그런데 여기에 자한과 도한을 대입해 재차 분석하면, 자한은 주로 위기의 허약 탓에 나타나고, 도한은 주로 영혈의 쇠약 탓에 나타난다는 것이다. 물론 자한과 도한의 원인에 대한 이런 관점의 근거는『황제내경』의 "위기는 피부주리(皮膚腠理)를 열고 닫는 소위 '개합(開闔)'을 주관한다."*****는 구절이다. 역대의

---

*『傷寒明理論』"盜汗者 謂睡而汗出者也 自汗則不論睡與不睡 自然而出也 及盜汗者 不睡則不能汗出"

** 중국 명나라 때의 의가 이천(李梴)이 1575년에 저술한 종합의서.

***『醫學入門』"不問昏醒 朝夕侵侵出汗者 曰自汗"

****『醫學入門』"盜汗 睡著出汗 醒則漸收"

*****『黃帝內經』·「靈樞·本藏」"衛氣者 所以溫分肉 充皮膚 肥腠理 司開闔者也"

수많은 의가들 또한 『황제내경』의 이론을 추숭하며 자한은 위기에, 도한은 영혈에 귀책사유가 있음을 지적했는데, 명대(明代)의 장개빈은 이전 의가들의 주장을 한데 묶어 다음과 같이 일목요연하게 정리했다. "자한은 위기(衛氣)가 주관하는 피부주리(皮膚腠理)가 튼튼하지 못해 나타나는 것이기 때문에 양허(陽虛)에 속한다. 본디 사람의 겉[表]인 피부주리는 위기의 작용에 의해 튼튼하게 유지되는 바, 위기가 허약하면 피부주리가 성글어지는 탓에 체내의 진액이 밖으로 누설되는 것이다. 이럴 때는 마땅히 양기(陽氣)인 위기를 보충(補充)해서 피부주리가 튼실해지도록 해야 한다. 한편 도한은 음허(陰虛)에 속한다. 영혈(營血)이 부족한 탓에 양기가 끓어올라 체내의 진액이 밖으로 누설되게끔 핍박받은 것이기 때문이다. 이럴 때는 당연히 영혈을 보충해서 화열(火熱)처럼 끓어오른 양기를 가라앉히도록 해야 한다."* 군더더기 없는 명쾌한 요약에 한의사라면 누구나 뇌리에 깊이 새겨 놓고픈 내용이지만, 일반인들에게는 무슨 말인지 쉽게 다가오지 않을 것이다. 몇 줄 되지 않는 짧은 글귀인데도 이를 제대로 이해하기 위해서는 음양론에 입각한 영위기혈에 대한 선이해가 필요하기 때문이다.

선현이 의도한 바의 본질을 호도할까 염려스럽지만, 쉽게 비유해서 풀이하면 이렇다. 가령 물고기를 담고 있는 그물망이 있다고 가

---

*『景岳全書』·「雜證謨·汗證」"自汗者屬陽虛 腠理不固 衛氣之所司也 人以衛氣固其表 衛氣不固則表虛自汗 而津液爲之發泄也 治宜實表補陽 盜汗者屬陰虛 陰虛者陽必湊之 故陽蒸陰分則血熱 血熱則液泄而爲盜汗也 治宜清火補陰"

다한증의 이해와 치료

정해 보자. 물고기는 물과도 구분되지 않을 만큼 아주 작고, 그물망은 물조차도 드나들 틈이 없을 만큼 아주 촘촘하다. 그런데 혹 그물망 밖으로 물고기가 빠져나왔다면, 크게 두 가지 경우를 생각할 수 있다. 하나는 그물망이 성글어져 물고기가 저절로 빠져나온 것이고, 다른 하나는 물고기가 물이 부족해서 발버둥을 치는 바람에 그물망을 뚫고 밖으로 빠져나온 것이다. 여기에 상식 수준의 음양론에 입각해 영위기혈을 대입하면, 겉[表]을 감싼 그물망은 양(陽)·위(衛)·기(氣)에 해당하고, 속[裏]에 담긴 물은 음(陰)·영(營)·혈(血)에 해당하는 게 당연하다. 그물망이 성글어져서 물고기가 저절로 빠져나온 것에 비유되는 자한은 양·위·기의 허약[虛] 탓이고, 물고기가 물이 부족해서 발버둥을 치는 바람에 그물망을 뚫고 밖으로 빠져나온 것에 비유되는 도한은 음·영·혈의 허약[虛] 탓임이 분명하지 않은가? 아울러 자한의 원인이 양허(陽虛)·기허(氣虛)·위기허(衛氣虛)라면 치료는 마땅히 보양(補陽)·보기(補氣)·보위기(補衛氣)해야 하고, 도한의 원인이 음허(陰虛)·혈허(血虛)·영혈허(營血虛)라면 치료는 마땅히 보음(補陰)·보혈(補血)·보영혈(補營血)해야 하지 않겠는가?

자한과 도한의 원인과 치료법이 이렇게 간단명료하면 오죽 좋으련만, 실제로 환자를 치료할 때에는 이를 무조건 따를 수 없는 경우도 많아서 면밀히 분석하지 않으면 안 된다. 왜냐하면 자한일지라도 그 원인이 '음허'일 때가 있고, 도한일지라도 그 원인이 '양허'일 때가 있기 때문이다. 자한과 도한의 원인과 치료법을 깔끔하게 정리한 장개빈조차도 "음식으로 인해 위(胃)에서 화(火)가 일어나거나, 지나친 육체노동으로 인해 비(脾)에서 화(火)가 일어나거나, 주색(酒色) 탐닉으로 인해 신(腎)에서 화(火)가 일어나서 발생하는 '자한'은 그 원인이 '양성음쇠(陽盛陰衰)', 곧 '양허'가 아니라 '음허'이다."*라고 지적하지 않았던가? 이뿐만이 아니다. 중국 원(元)나라 때의 명의 주진형(朱震亨)**은 『단계심법(丹溪心法)』에서 "자한은 기허·양허뿐만 아니라 혈허(血虛)·습(濕)·담(痰) 등에 의해서도 발생할 수 있다."***고 했고, 청나라 때의 명의 왕청임(王淸任)****은 『의림개착(醫林改錯)』에서 "어혈(瘀血) 때문에도 자한과 도한이 나타날 수 있다."*****고 했다. 다시 말해서 자한은 무조건 양허·기허에 속하고, 도한은 무조건 음허·혈허에 속한다고 규정할 수는 없는 것이다.

많은 사람들이 알고 있는 사상체질 이론을 적용해보면, "자한은 양허에 속하니 보양보기(補陽補氣)해야 하고, 도한은 음허에 속하니 보음보혈(補陰補血)해야 한다."는 식의 획일적인 진단 및 치료는 곤란하다는 사실이 더욱 분명히 드러난다. 알다시피 이제마(李濟

---

*『景岳全書』·「雜證謨·汗證」"或以飮食之火起於胃 勞倦之火起於脾 酒色之火起於腎 皆能令人自汗 若此者 謂非陽盛陰衰者而何"
**주진형(朱震亨, 1281~1358). 자(字)는 단계(丹溪). 『단계심법(丹溪心法)』, 『격치여론(格致餘論)』, 『국방발휘(局方發揮)』, 『본초연의(本草衍義)』 등을 저술했다.
***『丹溪心法』·「自汗」"自汗屬氣虛·血虛·濕·陽虛·痰"
****왕청임(王淸任, 1768~1831). 자(字)는 훈신(勛臣). 『의림개착(醫林改錯)』을 저술했다.
*****『醫林改錯』"不知瘀血亦令人盜汗自汗"

馬)*는『동의수세보원(東醫壽世保元)』에서 "태음인(太陰人)은 땀이 잘 나야 건강하고 병이 없다."**고 했다. '간대폐소(肝大肺小)'*** 한 체질적 특성을 타고난 태음인이 땀을 잘 흘린다는 것은, 선천적으로 허약한 폐의 발산 기능이 하등 문제없이 제대로 작동하고 있다는 증거이기 때문이다. 태음인에게는 이렇게 땀을 잘 흘리는 것이 '보명지주(保命之主)', 즉 생명[命]을 보존[保]하는 관건[主]이 되므로, 동무공(東武公)은 "태음인 땀은 부위 막론하고 땀방울이 기장알[黍粒]같이 굵어야 한다."****면서 병을 앓을 때의 호전과 악화 여부도 땀이 나는 양상으로 판단할 수 있다*****고 했다. 이런데

---

*이제마(李濟馬, 1838~1900). 우리나라를 대표하는 조선 말기의 의학자로서 사람의 체질에 따라 치료를 달리해야 한다는 사상의학론을 제창했다. 대표적인 저서로『동의수세보원(東醫壽世保元)』과『격치고(格致藁)』가 있다.

**『東醫壽世保元』·「四象人 辨證論」"太陰人 汗液通暢則 完實而無病"

*** 간(liver)과 폐(lung)의 사이즈가 크고 작다는 게 아니라, 간(肝)의 '흡취지기(吸聚之氣)', 즉 수렴(收斂) 기능은 강하고, 폐(肺)의 '호산지기(呼散之氣)', 즉 발산(發散) 기능은 약하다는 뜻이다.

****『東醫壽世保元』·「太陰人 胃脘受寒 表寒病論」"太陰人汗 無論額上眉稜顴上 汗出如黍粒"

*****동무공(東武公)은 태음인의 경우 땀이 나는 양상으로 질병의 예후를 알수 있다면서 "태음인의 경우 땀이 이미 윗부분의 머리카락이 돋아나는 곳에서 시작해서 젖가슴 부위까지 크게 통하면 이는 병이 풀리는 것이다. 머리카락이 돋아나는 곳에서만 땀이 나면 비로소 죽음을 면하기 시작한 것이고, 이마까지 땀이나면 겨우 위험을 면하는 것이고, 눈썹 가장자리까지 땀이 나면 위험을 완전히 면한 것이고, 광대뼈 부위까지 땀이 나면 살 길이 활짝 열린 것이고, 입술과 턱에까지 땀이 나면 병이 이미 풀린 것이고, 젖가슴까지 땀이 나면 병이 완전히 풀린 것이다(大凡 太陰人汗 始自耳後高骨 面部髮際 大通於胸臆間而 病解也 髮際之汗 始免死也 額上之汗 僅免危也 眉稜之汗 快免危也 顴上之汗 生路寬闊也 脣頤之汗 病已解也 胸臆之汗 病大解也)."라고 했다.

도 땀을 곧잘 흘리는 태음인에게 음허·양허라고 진단하며 보기·보혈할 수 있겠는가? 걸핏하면 땀에 흠뻑 젖어 남들에게는 안쓰럽게 보일지 몰라도, 정작 태음인 자신은 최적의 건강 상태를 뜻하는 '완실무병(完實無病)'의 입장이지 않은가?

이와 같은 이유로 한의사들은 "땀 날 때는 무조건 토종닭에 인삼·황기 등을 넣고 푹 삶은 삼계탕을 먹는 게 최고"라는 식의 이야기를 썩 좋아하지 않는다. "음식이 곧 약이다."는 '식약동원(食藥同源)'에 근거한 아주 좋은 방법임에도 불구하고, 이는 원인 파악 없이 곧바로 치료법만 구사하는 돌팔이와 같은 짓이기 때문이다. 삼계탕이 땀나는 데 아무런 효과가 없다는 말이 아니다. 효과가 없기는커녕 허약한 사람이 삐질삐질 땀 흘리는 데에는 그야말로 최고의 보약이 삼계탕이다. 그 까닭은 삼계탕에 들어가는 주된 재료들의 효능을 살펴보면 알 수 있다. 각각의 재료들에 대한 성미(性味)·주치(主治)·금기(禁忌) 등을 자세히 분석하기 위해서는 본초학(本草學) 책을 일일이 뒤적여야 하겠지만, 요점만을 간추린 약성가(藥性歌)*만으로도 충분하다. 그럼 약성가를 글자 그대로 노래 부른다는 심정으로 살짝 읊조려 보자. "닭은 단맛을 갖고 있으며 허(虛)를 보(補)한다. 혈루(血漏≒여성의 부정기적 자궁출혈)를 치료하지만 풍화(風火)를 일으킬 수 있다."**, "인삼은 단맛을 갖고 있으며

---

*약물의 효능을 외우기 쉽게 칠언절구(七言絶句) 혹은 팔언절구(八言絶句)의 노래 형식으로 만든 글.
**『方藥合編』·「藥性歌」"雄鷄味甘補虛可 縱治血漏動風火"

다한증의 이해와 치료

원기(元氣)를 보(補)한다. 갈증을 그치게 하고 진액(津液)이 생성되게 하며 영위(營衛)를 조화(調和)롭게 한다.*, "황기는 성질이 따뜻하고 단맛을 갖고 있으며 땀을 거두어들인다. 옹저(癰疽)·창양(瘡瘍)을 해소시켜 새살이 돋게 하며, 허약한 사람에게는 많은 양을 사용해야 한다."** 어떤가? 이런데도 삼계탕이 효과가 없겠는가? 삼계탕이야말로 허약한 사람이 땀을 삐질삐질 흘릴 때 먹을 수 있는 안성맞춤의 음식이자 약이지 않은가?

그렇다! 문제는 사람이다. 삼계탕의 효과 발현 여부는 삼계탕에 달려 있는 게 아니라 삼계탕을 먹는 사람에게 달려 있다. 평소에도 늘 무기력하고 추위를 많이 타며 땀을 삐질삐질 흘리는 사람에게는 삼계탕이 분명 이롭게 작용할 것이다. 하지만 혈기왕성하고 더위를 많이 타며 속에 있는 열(熱)과 습(濕)을 발산하는 능력이 뛰어나 평상시에도 땀을 흠뻑 흘려야 몸이 가벼운 사람에게는 해롭게 작용할 것임에 명약관화(明若觀火)하다. 이런 이치는 또 다른 비유로도 얼마든지 설명할 수 있다. 가령 끝이 날카롭고 서슬이 퍼런 20~30㎝ 가량의 칼이 있다고 치자. 이 칼만 놓고서 좋다 나쁘다 규정하는 게 가능하겠는가? 흉악한 강도의 손아귀에 들어가면 인명을 해치는 무기로 작용할 테고, 솜씨 좋은 조리사의 손에 쥐어지면 음식을 요리하는 주방용품의 역할을 하지 않겠는가? 여성들이

---

*『方藥合編』「藥性歌」"人參味甘補元氣 止渴生津調營衛"
**『方藥合編』「藥性歌」"黃芪味甘收汗表 托瘡生肌虛莫少"

좋아하는 모피를 예로 들어도 마찬가지다. 값비싸고 고급진 옷이라고 해서 걸치면 무조건 우아한 자태를 뽐내게 하겠는가? 체격에 맞지 않는데도 입기를 고집한다면 볼썽사나운 모습만 연출할 수밖에 없지 않은가? 삼계탕도 똑같다. 보기(補氣)의 효능이 뛰어난 닭·인삼·황기 등으로 구성되어 땀이 많은 사람에게 자주 추천되는 음식이지만, 땀이 나는 원인이나 체질 불문하고 누구에게나 좋은 효과를 나타낼 수는 없는 것이다. 양허·기허·위기허 등의 원인으로 땀이 나는 사람이나 소음인(少陰人)에게는 큰 도움이 되겠지만, 음허·혈허·영혈허 등의 원인으로 땀이 나는 사람이나 태음인(太陰人)·소양인(少陽人)에게는 오히려 해가 될 수 있기 때문이다. 결국 땀나는 것을 올바르게 치료하기 위해서는 땀 흘리는 사람의 체질 및 그 원인 파악이 최우선이라는 말이다.

자한과 도한의 정의를 비롯해서 대체적인 원인과 치료법을 설명하다보니 종국에는 "모든 사람은 제각각"이라는 한의학적 인체관으로 귀결되고 말았다. 목적지를 벗어나 전혀 엉뚱한 곳에 다다랐다고 여길지 모르겠지만, 같은 말 되풀이하며 소중한 지면만 낭비한다고 생각할지 모르겠지만, 필자들이 동어 반복임을 알면서도 거듭 거론하는 이유는 그만큼 '관점'이 중요하기 때문이다. 『동의보감』에서도 책의 가장 첫머리에 "사람은 하늘과 땅 사이에서 가장 고귀한 존재이다. 머리가 둥근 것은 하늘을 본받고, 발이 모가 진 것은 땅을 본받았다. … 무릇 사람의 형체는 키가 크거나 작거나, 몸집이 크거나 작거나, 살이 쪘거나 마르거나 한다. 사람의 피부색

다한증의 이해와 치료

또한 검거나 희거나, 엷거나 짙거나, 두텁거나 얇거나 한다. 뚱뚱한 사람은 습(濕)이 많은 반면 마른 사람은 화(火)가 많고, 피부색이 흰 사람은 폐기(肺氣)가 허약하고 검은 사람은 신기(腎氣)가 충만하다. 이렇게 사람의 형체와 피부색이 다르면 오장육부(五臟六腑)의 상태 또한 다르니, 비록 겉으로는 같은 증상이 나타날지라도 치료법은 확연히 다르다.”*고 하지 않았던가? 따라서 이런저런 문제로 한의학적 해결책을 모색하는 사람이라면 ‘백인백색(百人百色)’의 관점을 견지하는 한의학적 의학관을 우선적으로 습득해야만 한다. 파란 안경을 쓰면 세상이 온통 파랗게 보이고, 빨간 안경을 쓰면 세상이 온통 빨갛게 보인다고들 하지 않던가? 10개의 사과 중 7개를 먹고 3개가 남았을 때, 아직 3개나 남았다며 싱글거리는 사람은 사태를 낙관적으로 보기 때문이고, 이제 3개밖에 남지 않았다며 홀쩍이는 사람은 사태를 비관적으로 보기 때문이지 않은가?

한편 탈한(脫汗)은 문자 그대로 탈진[脫]에 이르게 할 정도의 땀[汗]이다. 자한·도한 불문하고 땀을 아주 심하게 흘리는 상태를 지칭한 것으로 한편으로는 절한(絶汗)·탈한(奪汗)이라고도 한다. 물론 그 의미하는 바는 거의 똑같다. 절(絶)은 줄이 끊어지듯 음기와

---

*『東醫寶鑑』·「內景篇·身形門·身形藏府圖」“天地之內 以人爲貴 頭圓象天 足方象地 … 凡人之形 長不及短 大不及小 肥不及瘦 人之色 白不及黑 嫩不及蒼 薄不及厚 而況肥人濕多 瘦人火多 白者肺氣虛 黑者腎氣足 形色旣殊 藏府亦異 外證雖同 治法迥別”

양기가 제각각 따로 떨어져버렸다는 뜻*이고, 탈(奪)은 빼앗겼다
는 말이지 않은가? 절한이나 탈한이나 모두 땀 흘림이 너무 지나
쳐서 체내의 기운이 정상적으로 순행할 수 없는 상태, 혹은 체내의
기운을 온통 빼앗긴 상황을 표현한 것이기 때문이다. 탈한의 구체
적인 양상에 대해서는 "땀이 짜지 않고 싱거우며, 구슬처럼 뚝뚝 흘
러내리지 않는다."**고 했는데, "병세가 위중한 만큼 예후 또한 좋
지 않아서 조석을 다툴 만큼 목숨이 위태롭다."***고 했다. 하지
만 임상에서 탈한 환자를 접하기는 쉽지 않다. 의료 환경이 비약적
으로 좋아진 오늘날에는 생명까지 위협할 정도로 과도하게 땀 흘
리는 경우는 거의 없기 때문이다.

(2) 국부한(局部汗): 국소성 다한증

국부한(局部汗)은 글자 그대로 특정 부위[部]에 국한[局]되어 나는
땀[汗]이다. 곧 땀이 나는 부위에 따라 이름을 붙인 것으로, 이는
다시 두한(頭汗), 액한(額汗), 심한(心汗), 수족한(手足汗), 음한(陰
汗), 액한(腋汗), 반신한(半身汗), 비한(鼻汗), 각한(脚汗) 등으로 나
누어진다.

---

*『說文解字』"絶 斷絲也
**『醫碥』·「汗」"脫汗 陰盛格陽 汗從陽脫 味淡不鹽 如珠不流 爲汗絶"
***『黃帝內經』·「靈樞·經脈」"六陽氣絶 則陰與陽相離 離則腠理發泄 絶汗乃出
故旦占夕死 夕占旦死"

① 두한(頭汗)

두한(頭汗)은 머리와 얼굴에서만 땀이 나는 것이다. 좀 더 범위를 넓힌다면, 머리 꼭대기에서부터 가슴[胸]에 이르기 이전인 목 부분[項部]까지 땀이 나는 게 '두한'이다. 머리와 목은 다르지 않느냐며 의문을 제기할 수 있지만, 머리와 몸통을 연결하는 목은 몸통보다는 머리에 속하는 부분이다. 목을 뜻하는 한자 '항(項)'은 '머리 수(首)'의 옛 글자인 '머리 혈(頁)'을 부수로 삼아 만들어진 글자이지 않은가? 어쨌든 두한의 원인은 『동의보감』에서 지적한 대로 크게 네 가지로 대별되니, 첫째는 '습(濕)'이고 둘째는 '양허(陽虛)'이며 셋째는 '양명위실(陽明胃實)'이고 넷째는 '수결흉(水結胸)'이다*.

먼저 '습'이 원인일 때는 체내의 과도한 습이 제대로 배출되지 못하고 울체된 탓에 열기가 쌓이면서 위로 치받쳐 오른 결과 머리에서만 땀이 나는 것이다. 앞서 땀의 원인을 설명할 때 언급했던 습열훈증(濕熱薰蒸)에 해당되는 경우인데, 이런 사람들은 대체적으로 비만한 체형에 얼굴이 쉬 빨개지고 몸이 뜨거운 편이며 맥박도 빠르고 숨 또한 거친 경우가 많다.

두 번째 '양허'가 원인일 때는 전체적으로 양기가 허약한 탓에 위기(衛氣)가 정상적인 기능을 수행하지 못해 머리 부위에 유독 땀이 많이 나는 것이다. 앞서 자한의 원인을 설명할 때 언급했던 양허

---

*『東醫寶鑑』·「內景篇·津液門·頭汗」"凡有頭汗出 自是陽虛", "濕家頭額汗出", "陽明胃實亦頭汗出", "水結胸亦頭汗出"

(陽虛)·기허(氣虛)·위기허(衛氣虛)에 해당되는 경우인데, 이런 사람들은 대개 마른 체형에 얼굴이 창백하고 손발이 차가운 편이며 항상 기운이 부족하고 늘 피곤함을 호소하는 경우가 많다.

세 번째의 '양명위실'은 일반인들에게는 무척 낯선 용어일 텐데, 그냥 '위열(胃熱)'의 과다(過多)라고 생각하면 된다. 음식물을 소마(消磨)시키는 위(胃)의 열기(熱氣)가 너무 강해 정상적인 진액까지 말려버리는 탓에 조시(燥屎), 곧 염소 똥처럼 딱딱하게 굳은 대변으로 고생하는 경우를 지칭하기 때문이다. 이런 사람들은 무쇠를 삼켜도 문제없을 만큼 소화력이 좋은 편인데, 지나친 '위열' 탓에 쉬 갈증을 느끼고 한겨울에도 냉수를 벌컥벌컥 들이켜며 구취(口臭)·속 쓰림·신물 넘어옴 등을 호소하는 경우가 많다.

마지막으로 '수결흉'은 문자 그대로 수습(水濕)이 가슴[胸]에 맺혀[結] 있다는 뜻의 병증(病證) 이름인데, '수결흉'의 주된 증상은 "가슴이 울렁거리고 머리에서 땀이 나며 가슴 부위가 아프면서 물이 흐르는 소리가 나는 것"* 등이므로, '수결흉'을 앓을 때 나타나는 증상 중의 하나가 '두한(頭汗)'이라는 의미이다.

'두한'의 원인은 위에서 설명한 바와 같이 크게 네 가지로 나누어지지만, 가장 흔히 접하는 경우는 '양명위실', 즉 '위열'의 과다이다. 매콤한 청양고추 한입 베어 물고서, 얼큰한 짬뽕 국물 한 모금 들

---

*『傷寒全生集·辨傷寒結胸』"若心下怔忡 頭汗出 無大熱 先渴後悶痛 揉之有聲汩汩者 名水結胸"

다한증의 이해와 치료

이켜고서 얼굴과 머리가 온통 땀범벅이 되는 사람을 자주 보지 않던가? 물론 서양의학에서는 이렇게 맵고 뜨거운 자극적인 음식을 먹을 때 얼굴·콧등·머리 등에서 땀이 나는 것에 대해 '식이성 안면다한증'이라 일컬으며 지극히 생리적인 현상으로 간주한다. 하지만 한의사 입장에서는 그렇지 않아도 '위열'이 많은데다가 다시금 '열'을 조장하는 조건이 가중되다 보니, 축적되는 체열을 해소하기 위해 땀이 나는 것이라 판단한다. 자극적인 음식물이 얼굴과 두피 전체를 자극한 결과 나타나는 '삼차신경 혈관반사 현상'이라는 설명보다는, 한의학적 해석이 더욱 그럴싸하고 쉽게 다가오지 않는가? 아무튼 걸핏하면 얼굴과 머리 전체에서 땀이 죽죽 흘러내리는 사람은 되도록 뜨겁고 매운 음식은 피하면서 담백한 음식물 위주로 섭취하는 게 좋다. '이열치열(以熱治熱)'이라는 금언이 없지 않지만, '두한'에는 적용시키기 어렵기 때문이다.

한편 어린아이의 두한은 경우가 좀 다르다. 자녀를 키워 본 분들은 거의 다 아실 텐데, 아이들은 밤에 곤히 잠을 자면서 머리 부분에 땀을 곧잘 흘리곤 한다. 자신들을 빼어 닮은 어린 분신(分身)의 일거수일투족이 관심사의 전부인 부모 입장에서는 이럴 때 무슨 큰 병이 아닐까 걱정하며 마음 졸이는 게 다반사다. 하지만 아이가 잠잘 때 습관적으로 머리에 땀을 흘릴 뿐 별다른 증상이 없다면, 이는 '증롱두(蒸籠頭)'라 일컫는 극히 생리적인 현상이다. 물론 중국 송(宋)나라 때 출판된 소아과 전문서적 『소아약증직결(小兒藥證直訣)』에서 지적한 대로 선천적으로 타고난 기운이 부족한데다가 양기(陽氣)의 허약(虛弱)까지 겹쳐 머리와 목덜미에서만 땀이 끊임없이 흐른다면, 이는 '망양(亡陽)'이라 일컫는 매우 위험한 증후임에 틀림없다*. 그러나 어린아이들이 이렇게 '양기'가 폭망(暴亡)한, 즉 '망양'에 이르는 경우는 극히 접하기 어렵다. 나무가 쑥쑥 자라듯 하루가 다르게 커가는 아이들은 거의 대부분 '양기'가 충만하므로, 소아의 두한은 특별히 다른 증상이 없는 한 거의 걱정할 필요가 없다는 말이다.

② 액한(額汗)

  액한은 유독 이마에서만 땀이 흐르는 것이다. 이마가 머리의 한 부분이니만큼 '액한' 또한 '두한'의 범주에 포함되는데, 원인은 크게 '습열(濕熱)'과 '양허(陽虛)' 두 가지로 나눌 수 있다**. 시쳇말로 '죽은 피'라 일컫는 어혈(瘀血)에 의해서, 습사(濕邪)가 양기(陽氣)의 순행을 방해해서, 방금 전 '두한'의 원인으로 언급된 '수결흉' 때문에도 '액한'이 발생할 수 있지만***, 역시 가장 흔한 경우는 '습열'과 '양허'인 까닭이다. 위의 '두한'에서 설명한 것처럼 '습열'이 원인일 때는 체내의 과도한 습과 열이 울체되고 쌓이면서 위로 상충하기

---

* 『小兒藥證直訣』"手足三陽經脈會于頭 如稟賦不足 陽虛不固 其汗上至頭 下至項大出不止 爲亡陽的徵"

** 『金匱要略』·「痓濕暍病脈證幷治」"稱之爲額上汗出一證 有虛實之別 實證者濕熱居多 虛證者多為亡陽虛脫之候",『類證治裁·汗症』

*** 『類證治裁』·「汗症」"額汗濕熱上蒸 或血蓄胃口 迫其津液致之. 蓄血頭汗 劑頸而還… 濕邪搏陽 亦汗出頭額 … 水結胸 無大熱 亦汗出頭額 …"

때문에 이마에 땀이 나는 것이고, '양허'가 원인일 때는 '위기'가 정
상적인 기능을 수행하지 못하기 때문에 이마 부위에서 땀을 흘리
는 것이다. 한의학에서 삿된 기운[邪氣]이 지나치게 치성한 경우를
'실증(實證)', 정상적인 기운[正氣]이 너무 약해진 경우를 '허증(虛
證)'*이라 일컫는다는 점을 감안하면, 액한은 습열훈증(濕熱薰蒸)
으로 인한 '실증'과 양기허탈(陽氣虛脫)로 인한 '허증'으로 대별되는
것이다. 물론 액한은 두한의 일부이므로 임상에서는 두한에 준해
서 판단하더라도 큰 무리가 없다.

③ 심한(心汗)

심한은 다른 곳에서는 땀이 나지 않고 오직 심장이 있는 가슴 부
위에서만 땀이 나는 것이다**. 일명 흉한(胸汗)이라고도 하는 심한
의 원인은 근심·걱정으로 인한 노심초사, 한의학적 표현으로는 사
려과다(思慮過多)인데, 어린아이의 경우에는 깜짝 놀라서도 발생할
수 있다***. 거의 모든 한의학 문헌에서 이토록 간단명료하게 밝
혀 놓았지만, 임상에서 '심한' 환자를 접하기란 몹시 어렵다. 진료
실에 들어와 가슴 부위, 혈(穴)자리로 '전중(膻中)' 부위에서만 땀이

---

* 『黃帝內經』·「素問·通評虛實論」 "黃帝問曰 何爲虛實 岐伯對曰 邪氣盛則實 正
(精)氣奪則虛"
** 『東醫寶鑑』·「內景篇·津液門·心汗」 "別處無汗 獨心孔一處有汗 思慮多則汗亦
多 病在於心"
*** 『東醫寶鑑』·「內景篇·津液門·心汗」 "思慮過度 以致心孔獨有汗出", "小兒因
驚得之"

흘러 고민이라고 호소하는 경우는 드물기 때문이다.

④ 수족한(手足汗)

수족한은 손과 발, 엄밀히 말해 수장(手掌)인 손바닥과 족장(足掌)인 발바닥에서만 땀이 나는 것이다. 요즘은 다한증이라고 하면 거의가 손바닥 다한증을 의미할 정도라서 '수족한'이야말로 '국부한(局部汗)'의 대표적 예라 할 수 있는데, 한의학 문헌에는 예상 밖으로 '수족한'에 관한 내용이 그리 많지 않다. 아무튼 한의학에서는 '수족한'을 한마디로 '양명증(陽明證)'이라 했다. 『동의보감』에서 언급한 내용을 그대로 옮긴다면, "수족한은 진액(津液)이 위부(胃府)로부터 사방으로 퍼지면서 겉으로 나오게 되어 손발에 땀이 맺히는 것이다. 이렇게 열(熱)이 몰려서 '위부'를 핍박하는 까닭에 땀이 나는 것이므로 '양명증'이다."* 앞서 '두한'의 원인 중 하나로 '양명위실'이 나왔을 때는 '양명'이 쉬운 개념이 아니라서 그냥 '위열(胃熱)의 과다'로 받아들이면 된다고 했는데, '수족한'의 원인으로 다시금 등장한 만큼 어려움을 무릅쓰고 간단하게나마 설명을 해야겠다.

'양명'은 '경맥(經脈)' 명칭 중의 하나다. 알다시피 한의학에서는 인체의 기혈(氣血)이 운행하는 통로를 경락(經絡)이라 하는데, '경

---

*『東醫寶鑑』·「內景篇·津液門·手足汗」"手足汗者 津液自胃府傍達於外 則手足自汗 有熱聚胃府逼而出之者 此陽明證也"

다한증의 이해와 치료

락'은 인체를 위아래로 종행(縱行)하는 '경맥'과 '경맥'에서 갈라져 나와 전신의 각 부위에 망락(網絡)을 형성하는 '락맥(絡脈)'을 모두 포괄하는 개념이다. 한의학이 인체를 늘 하나의 통일된 전체로 파악하는 까닭은, 곧 한의학이 '전일적(全一的) 정체관(整體觀)'을 견지하는 이유는, 인체의 모든 부분이 이 경락 계통에 의해 하나로 긴밀히 연결되어 있기 때문이다. 몸통 속에 들어 있는 오장육부 장부(臟腑)와 몸통 밖으로 뻗어 나온 팔다리 지절(肢節)이 비록 따로 떨어져 있음에 분명하지만, 내 몸을 이루는 모든 부분들의 기혈은 경락 계통을 통해 표리(表裏)·내외(內外)·상하(上下)·좌우(左右)를 종횡으로 꿰뚫고 교류하면서 하나의 유기적 정체로서의 생명활동을 영위한다는 것이다. 일견 서양의학의 신경 분포와 비슷하다고나 할까? 어쨌든 인체는 경락 계통에 의해 머리끝에서부터 발끝까지 신체를 이루는 모든 부분들이 상호 정보와 에너지를 주고받으며 통일된 유기체로서의 삶을 이루어 나가는데, 경락은 주된 기능과 유주(流注)하는 부위에 따라 십이경맥(十二經脈)·기경팔맥(奇經八脈)·십이경별(十二經別)·십오락맥(十五絡脈)·십이경근(十二經筋)·십이피부(十二皮部) 등으로 나누어진다. 이 중 경맥은 십이경맥과 기경팔맥, 즉 경락 계통의 주체이므로 '정경(正經)'이라고도 칭하는 12개의 주요 경맥인 십이경맥과 십이경맥 사이에 뒤섞여 있으면서 '정경'의 맥기(脈氣)를 조절하는 기이(奇異)한 8개의 기경팔맥인데, 일반적으로 '경맥'이라고 하면 대개는 십이경맥을 뜻한다.

십이경맥은 인체 기혈의 유주(流注) 순서에 따라 수태음폐경(手太

陰肺經)으로부터 시작해서 수양명대장경(手陽明大腸經) → 족양명위경(足陽明胃經) → 족태음비경(足太陰脾經) → 수소음심경(手少陰心經) → 수태양소장경(手太陽小腸經) … 족소양담경(足少陽膽經) 등을 거쳐 맨 마지막의 족궐음간경(足厥陰肝經)까지 모두 12개의 경맥으로 이루어져 있다. 한의학을 접해 보지 않은 분들은 경맥 각각의 명칭이 상당히 생소할 텐데, 이들 각 경맥의 이름은 제멋대로가 아니라 일정한 규칙에 따라 정교하게 붙여진 것이다. 우선 첫 번째의 수(手)와 족(足)은, 경맥의 순행 규율에 따라 손[手]과 발[足]로 나눈 것이다. 12개의 경맥 중 가슴[胸部]에서 손[手]으로 주행하는 경맥 3개와 손에서 머리[頭]로 주행하는 경맥 3개에는 '수(手)'를 붙여놓았고, 머리에서 발[足]로 주행하는 경맥 3개와 발에서 가슴으로 주행하는 경맥 3개에는 '족(足)'을 붙여놓았기 때문이다*. 두 번째의 태음(太陰)·소음(少陰)·궐음(厥陰)·태양(太陽)·양명(陽明)·소양(少陽)은『주역(周易)』의 '음양태소(陰陽太少)' 이론을 토대로 음양을 다시 한 번 구분한 소위 '삼음삼양(三陰三陽)'을 표시한 것이다. 즉 인체에 분포된 경맥을 음양의 속성에 따라 내외(內外)·전후(前後)로 나누어놓은 것이다. 음양의 속성에 따르면 사지(四肢) 부위에서 음경(陰經)은 내측에 양경(陽經)은 외측에 위치할 수밖에 없는데, 음양을 재차 구분한 삼음삼양을 도입함으로써 태음·양명은

---

*『黃帝內經』·「靈樞·逆順肥瘦」"手之三陰 從臟走手 手之三陽 從手走頭 足之三陽 從頭走足 足之三陰 從足走腹"

다한증의 이해와 치료

전부(前部)에 있고 소음·태양은 후부(後部)에 있으며 궐음·소양은 중앙(中央)에 있음을 나타낸 것이다. 마지막의 폐·대장·위·심·소장 등은 굳이 설명할 필요가 없을 듯하다. 각 경맥과 연관된 각각의 장부(臟腑)를 딱 들어맞게 배치시킨 것이기 때문이다.

'양명'이 '경맥' 명칭 중의 하나임을 설명하기 위해 경락, 그중에서도 십이경맥에 대한 가장 기초적인 사항을 주마간산 식으로 훑어보았다. 많이 부족한 내용이지만, 독자들께서는 결국 '양명'이 삼음삼양 중의 하나로서 인체의 십이경맥 중 '족양명위경'과 '수양명대장경'이라는 2개의 경맥을 지칭한다는 사실 정도는 이해했을 것이다. 그렇다면 '수족한'을 한마디로 '양명증'이라 한 까닭은 무엇인가? 이는 팔다리 사지(四肢)를 주관하는 장부가 바로 '위(胃)'이기 때문이다*. '양명'은 '위경'뿐만 아니라 '대장경'도 지칭하지 않느냐며 의문을 제기하겠지만, 대소장(大小腸)은 모두 '위'에 속하므로** 따로 언급할 필요가 없는 것이다. 앞서 『동의보감』에서 언급된 내용을 소개했던 그대로, '수족한'은 열(熱)이 위(胃)에 몰린 탓에 진액(津液)이 사방으로 퍼지면서 손과 발에 땀이 나는 것이기에 한마디로 '양명증'이라고 기술한 것이다. 쉽게 고개가 끄덕여지지는 않겠지만, '양명'이라는 용어가 무엇인지, 또 그 의미하는 바가 무엇인지 수긍하기에는 충분할 것이다.

---

*『黃帝內經』·「素問·太陰陽明論」"四肢皆稟氣於胃而不得至經 必因於脾乃得稟也"
**『黃帝內經』·「靈樞·本輸」"大腸屬上 小腸屬下 足陽明胃爲脈也 大腸小腸 皆屬於胃 是足陽明也"

결론적으로 한의학에서는 수족한이 '위'에 지나치게 '열기'가 쌓인 탓에 발생하는 것으로 간주한다. 수곡(水穀)을 소마(消磨)하기 위해서는, 곧 음식물을 소화시키기 위해서는 '위'의 열기가 반드시 필요하지만 이런저런 이유로 '위'의 열기가 너무 지나치게 되면 '수족한'이 나타날 수 있는 것이다. 임상에서는 쉬 긴장·초조하거나 화를 잘 내는 등 심열(心熱)과 간열(肝熱)이 많은 사람에게서 더욱 자주 나타나는데, 이는 '위열'이 가일층 조장되는 상황 때문이라고 여겨진다.

⑤ 음한(陰汗)

음한은 음부에 땀이 나는 것이다. 음양(陰陽)에 따라 인체를 상하로 구분하면 배꼽 아래 부분이 몽땅 음부에 해당하지만, 일반적으로 '음부'라고 하면 으레 생식기 부근을 뜻하므로 '음한'은 생식기 부분, 곧 '사타구니 다한증'을 일컫는다. 다시 말해 넓적다리 내측이 서로 맞닿는 부위인 '샅' 부근이 걸핏하면 땀으로 축축하게 젖어 있는 상태가 음한증인데, 『동의보감』에서는 한마디로 '신허양쇠(腎虛陽衰)' 탓*이라 했다. 비뇨생식기 계통을 총괄하는 신(腎)의 기능이 떨어져 양기(陽氣)가 쇠약(衰弱)한 까닭에 생식기 부근에 땀이 축축하게 흘러내린다는 것이다. 우리말로 남성의 고환을 '불알'이라 하고, 음모가 자라는 치골(恥骨) 부위를 '불두덩'이라고 한다는

---

*『東醫寶鑑』·「內景篇·津液門·陰汗」"陰汗腎虛陽衰也"

　　　　　　　　　다한증의 이해와 치료

점을 상기해보라. 불[火] 기운으로 비유되는 '양기'가 쇠약하다면, 생식기 부근이 음습(陰濕)해질 수밖에 없지 않겠는가?

음한은 사타구니 부분에 땀이 많이 차고 가렵다는 점에서 간혹 '사타구니 습진'으로 오인하는 경우도 적지 않다. 하지만 사타구니 다한증과 사타구니 습진은 다르다. '사타구니 다한증'은 사타구니 부근에서 그저 땀이 축축하게 많이 흐른다는 것만을 의미하는 데 비해, '사타구니 완선(頑癬)' 혹은 '샅백선(-白癬, tinea cruris)'이라고도 하는 '사타구니 습진'은 사타구니 부근의 피부가 진균(眞菌, fungus)에 감염되었다는 것을 의미한다. 곧 사타구니 습진은 사타구니 부근의 피부에 곰팡이가 감염—손발톱 무좀균에 의한 경우가 가장 많다.—되어 가려움증·홍갈색 색소 침착·인설(鱗屑)·각질·짓무름·작은 수포(水疱)·구진(丘疹)·악취 등의 증상이 동반되는 질환이다. 물론 사타구니 다한증이 있는 사람에게서 사타구니 습진이 발병할 가능성은 더욱 높다. 땀이 축축하게 흐를 만큼 음습(陰濕)한 곳이야말로 곰팡이가 손쉽게 증식할 수 있는 최적의 환경이지 않은가?

임상에서 '음한'을 호소하는 환자들 대부분은 쉽게 피곤하고 무기력하며, 머리가 무겁고 허리와 등이 뻐근하게 아프다고 이야기하는 경우가 많다. 또 밤에 잘 때 식은땀을 곧잘 흘리고, 조그만 일에도 가슴이 쉬 콩닥거리며, 귀에서 윙윙 매미 우는 소리가 들리곤 한다. 사타구니에서 땀이 흐르는 원인이 '신허'이므로, 방금 설명한 노권(勞倦)·무기력(無氣力)·두중(頭重)·요배동통(腰背疼痛)·도한

(盜汗)·심계(心悸)·이명(耳鳴) 등의 신허증(腎虛證) 또한 다양하게 동반되어 나타나는 것이다. 아울러 사타구니 땀은 성관계 후 더욱 심해지는 양상을 보이는데, 이는 성관계가 '신허' 상태를 더욱 악화시키기 때문이다. 그렇지 않아도 사타구니에 땀이 찰 만큼 신(腎)의 기능이 미약한 마당에, 방사(房事)로 '신정(腎精)'을 더욱 소모시킨다면 그야말로 엎친 데 덮친 격이 될 수밖에 없지 않겠는가?

⑥ 액한(腋汗)

액한은 양 겨드랑이 아래에서 땀이 많이 나는 것*이다. 겨드랑이에서 나는 땀은 옆구리까지 줄줄 흐르기 십상이어선지 일명 '협한(脇汗)'이라고도 하는데, 원인은 간허(肝虛)한 상태에서 열(熱)이 침범했기 때문**이다. 물론 겨드랑이 땀은 땀으로만 그치지 않고 냄새까지 풍길 가능성이 높은데, 한의학에서는 "겨드랑이 밑이 늘 땀으로 축축하게 젖어 냄새가 나거나 부스럼이 생기는 병증"***을 일컬어 '루액(漏腋)'이라 한다. 그 원인은 대부분 기혈이 조화롭지 못하고 습열(濕熱)이 쌓인 때문****이고, 그 냄새는 얼큰한 대파와 퀴퀴한 메주가 뒤섞인 냄새이거나 여우 겨드랑이 냄새와 비슷하다며

---

* 『醫林繩墨』·「汗」"腋汗 證名 指腋下多汗證"
** 『醫林繩墨』·「汗」"又有腋汗者 兩腋之下 遇動作則有汗 此肝虛乘熱也 宜以補肝養血"
*** 『諸病源候論』"腋下常濕 仍臭生瘡 謂之漏腋"
**** 『諸病源候論』"該病多因氣血不和 濕熱蘊蒸所致"

'호취(狐臭)'*라고 부르기도 한다. 한편 '루액'은 "양 겨드랑이뿐만 아니라 손바닥과 발바닥, 사타구니 및 음낭 부분까지도 항상 땀에 젖어 있는 병증"**을 뜻하기도 한다.

⑦ 반신한(半身汗)

반신한은 땀이 온몸에서 나지 않고 상반신이나 하반신, 좌측 혹은 우측 등 신체의 절반에서만 나는 것***이다. 원인은 미루어 짐작할 수 있듯이, 인체의 기혈(氣血)이 편쇠(偏衰)해서 음양이 서로 이어지지 않은 탓이다. 살아 있는 동안 인체의 기혈은 표리·내외·상하·좌우를 부단히 운행하며 항상 '동적 평형' 상태를 유지해야 하는데, 그것이 어느 한쪽에만 일방적으로 치우친 까닭에 신체의 절반에서만 땀이 흐르는 것이다. 이런 이유로『장씨의통(張氏醫通)』에서는 "무더운 여름철에 땀이 반신(半身)에서만 나는 것은 모두 기혈이 충실하지 못한 탓이다. 이런 사람들은 지체(肢體)의 기육(肌肉)이 점차 여위어지는 '편고(偏枯)'를 앓거나 요절할 가능성이 높다."****고 했다.

---

⑧ 비한(鼻汗)

비한은 콧등에서만 땀이 흐르는 것이다. 주로 맵고 뜨거운 음식을 먹을 때 콧등에서 땀을 흘리는 경우가 많은데, 한의학에서는 폐허(肺虛)한 상태에서 열(熱)이 침범했기 때문*으로 판단한다. 물론 '비한'만을 호소하며 진료실 문을 두드릴 사람은 거의 없을 것이므로, 임상에서 '비한' 환자를 접하기란 무척 어려우리라 여겨진다.

⑨ 각한(脚汗)

각한은 두 다리에서만 땀이 나는 것으로 생각하기 쉬운데, 사실은 발바닥, 곧 족심(足心)에서만 땀이 나는 것이다. 앞서 언급했던 '수족한'의 범주에 포함되며 원인 또한 '양명증', 즉 '위열'인 경우가 대부분이다. 다만 『의학강목(醫學綱目)』에서 "비위습열(脾胃濕熱)로 인해 발생하는 경우는 발바닥이 뜨거우면서 땀이 나고, 비위허한(脾胃虛寒)으로 인해 발생하는 경우는 발바닥이 차가우면서 땀이 난다."**고 했으므로, 한열(寒熱)을 잘 살펴야 한다.

(3) 기타

옛 문헌에는 위에서 살펴본 각종 다한증 이외에 전한(戰汗)·황한(黃汗) 등도 실려 있다. 하지만 전한과 황한에 관한 내용을 자세히 살펴보면, 이들은 다한증의 범주에 포함되지 않는다는 사실을 알

---

* 『醫林繩墨』·「汗」 "或有鼻汗者 凡遇食飮湯飯 則鼻上多汗 此肺虛乘熱也"
** 『醫學綱目』 "因脾胃濕熱而致者 足心熱而不時汗出 脾胃虛寒者 足心冷汗時出"

　　　　　　　　　　　　　　다한증의 이해와 치료

수 있다.

① 전한(戰汗)

'싸울[戰] 때 나는 땀[汗]'이라는 의미가 느껴지는 '전한'은 감기나 독감과 같이 외부적 요인에 의한 급성 열성 전염병을 앓는 와중에 전율(戰慄)과 함께 전신에서 나는 땀을 가리킨다. 즉 인체 내부의 정기(正氣)가 외부에서 쳐들어온 사기(邪氣)와 강력하게 맞서 싸우는 소위 '정사상쟁(正邪相爭)'이 이루어진 결과, 정기가 승리한 까닭에 온몸에서 자연스럽게 흐르는 땀을 지칭하는 것이다. 다시 말해 '전한'은 사기가 패배하고 정기가 승리했다는 증거이며, 병적인 다한증이 아니라는 말이다. 이런 까닭에 『광온열론(廣溫熱論)』에서는 "열병을 앓을 때는 '전한'이 나타나는 것이 가장 좋은 징조인데, 전(戰)은 정기와 사기가 서로 싸우는 것이고, 한(汗)은 정기가 사기를 몰아낸 것이다."*라고 표현하기도 했다.

② 황한(黃汗)

황한은 한의학에서 임상의학의 비조(鼻祖)로 추앙받는 중국 한(漢)나라 때의 장중경(張仲景)이 저술한 『금궤요략(金匱要略)』에 등장하는 용어인데, 『금궤요략』에서는 "황한(黃汗)을 앓으면 몸이 붓

---

* 『廣溫熱論』·「戰汗」"溫證不論初起未傳 俱以戰汗為佳兆 以戰則邪正相爭 汗則正逐邪出"

고 열과 땀이 나면서 갈증이 동반된다. 옷을 적시는 땀의 색은 황
백(黃栢)나무 껍질을 달인 물, 곧 황백즙(黃栢汁)과 같이 노랗고, 맥
상(脈象)은 가라앉은 침맥(沈脈)이 나타난다."*고 했다. 문맥에 그
대로 드러나 있듯이 황한은 다한증이 아니라 부종의 범주에 포함
되는 병증이며, 단지 땀의 색깔이 황백즙과 같다는 표현에 불과한
것이다.

　지금까지 한의학 문헌에 수록된 여러 가지 다한증의 정의·특징·
원인 등을 비교적 자세히 살펴봤다. 이상의 내용을 간단히 몇 줄로
요약하면 다음과 같다. "한의학에서는 전신성 다한증을 흔히 자
한(自汗)과 도한(盜汗)으로 구별한다. 시도 때도 없이 축축하게 흐
르면서 움직이면 더욱 심해지는 자한은 대부분 양허(陽虛)·기허(氣
虛) 탓에 발생하고, 잠이 들면 땀이 났다가 깨어나면 그치는 도한
(盜汗)은 대부분 음허(陰虛)·혈허(血虛) 탓에 발생한다. 하지만 자
한일지라도 음허·혈허로 인한 경우가 있고, 도한일지라도 양허·
기허로 인한 경우가 있으므로, 획일적으로 규정해서는 안 된다. 한
편 임상에서 가장 흔하게 접하는 국소성 다한증은 수족한(手足汗)·
음한(陰汗)·액한(腋汗) 등의 세 가지로 압축할 수 있는데, 수족한
은 위열(胃熱) 탓에, 음한은 신허(腎虛) 탓에, 액한은 간허승열(肝虛

---

*『金匱要略』·「水氣病脈證幷治」"黃汗之爲病 身體腫 發熱汗出而渴 狀如風水 汗
沾衣 色正黃如栢汁 脈自沈"

다한증의 이해와 치료

乘熱) 탓에 발생하는 경우가 대부분이다. 물론 한의학은 사람의 형색(形色)에 따라 체내 장부(藏府)의 기능이 다르다는, 소위 '백인백색(百人百色)'의 관점을 견지하기 때문에, 치료 시에는 환자의 형·색·맥·증(形·色·脈·證)을 최우선으로 정확히 파악해야 한다." 자, 그럼 이제는 이들 다한증에 대한 한의학적 치료법을 알아볼 차례이다. 한의학에서는 다한증을 어떻게 치료하는지 그 구체적인 방법을 차근차근 따져보도록 하자.

자주 듣는 한방 처방 제대로 알기

쌍화탕(雙和湯)

환절기(換節期)가 되면 늘 걱정하는 질환이 있습니다. 바로 감기입니다. 절기(節期)가 교체되는[換] 때[期]가 되면 어김없이 찾아오는 불청객이 감기—무더운 여름철에서 서늘한 가을철로 바뀔 때 가장 많이 앓게 되지요.—이지 않습니까? 그런데 여러분들은 '감기' 하면 어떤 처방이 생각나세요? 매스컴의 잘못된 세뇌 교육 탓에 혹 두말할 나위 없이 '쌍화탕(雙和湯)'이 떠오르는 것은 아닌가요?

쌍화탕은 송(宋)나라 때 태의국(太醫局)에서 편찬한 방서(方書)인 『태평혜민화제국방(太平惠民和劑局方)』에 가장 먼저 등장합니다. 『태평혜민화제국방』! 처음 듣는 이름은 아니지요? 그렇습니다. 바로 앞 장에서 설명한 '십전대보탕', 이번에 소개하는 '쌍화탕', 그리고 이후에 언급할 '우황청심환(牛黃淸心丸)'이 모두 이 『태평혜민화

다한증의 이해와 치료

제국방』에 실려 있는 처방들입니다. 아울러 일반인들에게는 생소하겠지만, 큰 병을 앓은 후 조리할 때 많이 쓰이는 삼령백출산(蔘苓白朮散), 해산하는 달에 임박해서 복용하면 분만하기 수월하다는 불수산(佛手散), 소화기 계통이 허약해서 회충으로 배앓이를 할 때 사용하는 안회이중탕(安蛔理中湯) 등도 이 책에 수록된 것들이지요.

아무튼 『태평혜민화제국방』은 한의계에서 활용 빈도가 높은 여러 가지 처방들이 최초로 기재된 무척 의미 있는 성약처방집(成藥處方集)인데, 그에 따른 역기능 또한 만만치 않아 엉뚱한 현상을 초래하기도 했습니다. 이야기인즉슨 『태평혜민화제국방』은 질병의 원인이나 기전 등과 같은 의학이론에 대한 설명은 빈약하면서도, 한자만 알면 남녀노소 누구나 쉽게 처방을 선택해서 약을 지어 먹을 수 있는 편집 체계 탓에 약물의 오·남용을 부추겼다는 겁니다. 즉 정확한 진단 없이 투약을 일삼는, 비유컨대 부종(浮腫)이 있을 때 원인 질환을 파악하지 않고 이뇨제의 복용만으로 해결하려는 우(愚)를 범하는 것과 일맥상통하겠지요.

이제 "약 모르고 오용(誤用) 말고, 약 좋다고 남용(濫用) 말자."라는 금언을 되새기면서, 쌍화탕에 대해 정확히 알아봅시다. 쌍화탕은 백작약(白芍藥)·숙지황(熟地黃)·당귀(當歸)·천궁(川芎)으로 구성된 사물탕(四物湯)과, 황기(黃芪)·계지(桂枝)·감초(甘草)·생강(生薑)·대추(大棗)로 조합된 황기건중탕(黃芪建中湯)을 합방(合方)한 처방으로 모두 9가지 약재로 이루어져 있습니다. 물론 쌍화탕

속의 개개 약물의 용량은『태평혜민화제국방』에 기록된 내용과『동의보감』에 기재된 바가 각각 달라서 자세히 따지고 들면 미묘한 차이가 없는 것은 아닙니다. 하지만 쌍화탕이 피와 관련된 일체의 질병을 치료(通治血病)하는 효능이 있는 까닭에 보혈(補血)의 대표적 처방으로 불리는 사물탕과 '자한(自汗)'—자한은 낮밤 가리지 않고 아무 때나 땀이 축축하게 흐르는 것으로 신체를 움직이면 땀이 더욱 많이 나는 증상(自汗者 無時而漉漉然出 動則爲甚)—에 뛰어난 효과를 발휘하는 황기건중탕을 결합해서 만든 처방임에는 틀림없지요.

따라서 쌍화탕은 허약(虛弱)해 보이는 사람이 힘든 일을 하거나 큰 병을 앓고 난 후 삐질삐질 땀을 흘릴 때 가장 좋은 약이랍니다. 처방에 대한 자세한 해설인 방해(方解)에 따르면, 쌍화탕은 정신과 기운이 다 피곤하고(心力俱勞), 기와 혈이 모두 상한 경우(氣血皆傷), 성생활을 한 뒤 몹시 힘든 일을 하거나(或房室後勞役) 힘든 일을 하고 나서 성생활을 한 경우(或勞役後犯房), 중병을 앓은 뒤에 허약해지고 기가 부족해져서 저절로 땀이 나는 경우(及大病後虛勞 氣乏 自汗) 등을 치료하는 최고의 처방[最效]입니다. 물론 이상의 내용을 완벽히 이해하려면 "땀은 피의 또 다른 이름이다(汗者血之異名).", "성생활을 하지 않을 때 '정(精)'은 혈맥(血脈) 속에 있다가 성관계 시 명문(命門)에 이르러 정으로 변한다(人未交感 精涵于血中 交感之後 至命門而變爲精)." 등과 같은 한의학 이론에 정통해야겠지만, 어떻든지 쌍화탕은 감기에 먹는 약이 절대 아닌 것만은 분명하

다한증의 이해와 치료

지 않습니까?

체내의 음양(陰陽)과 기혈(氣血)을 쌍(雙)으로 조화롭게[和] 해준다는 쌍화탕 역시 병증(病證)을 정확히 파악하는 진단을 거쳐 투여해야만 하는 약인 것입니다. 특히 처방 중의 황기는 얼굴빛이 검푸르면서 기운이 충실한 사람에게는 오히려 해로울 뿐 아니라, 과다 복용으로 숨이 찰 때에는 삼요탕(三拗湯)을 먹어야만 된다고 했거든요(黃芪蒼黑氣實者 勿用, 氣實人 因服黃芪過多而喘者 三拗湯以瀉之). 그럼에도 불구하고 토실토실한 사람이 땀 한 방울 흘리지 않으면서 으스스 한기(寒氣)만을 느끼는 감기 초기에 온몸이 무겁고 여기저기가 쑤시는 몸살 기운이 좀 있다고 해서 쌍화탕을 먹어야 되겠습니까? 하기야 시골 다방에서는 그도 모자라 달걀노른자까지 띄워준다던데….

6장
한의학에서의
다한증 치료

　한의학적 치료법은 한마디로 '일침 이구 삼약(一鍼 二灸 三藥)'
이다. 한의학에서 환자를 치료할 때 사용하는 방법으로는, 첫째가
침, 둘째가 뜸, 셋째가 약이라는 말이다. 혹자는 버섯의 향과 맛에
따라 우열을 매긴 '일능이 이표고 삼송이'라는 말에 빗대어 침이 제
일 우수한 방법이라고 주장하지만, 사실 '일이삼(一二三)'이라는 숫
자에는 별다른 의미가 없다.

　중국 명(明)나라 때의 저명한 침구학자(鍼灸學者) 양계주(楊繼洲)
가 지은 『침구대성(鍼灸大成)』에 수록된 글귀를 읽어보자. "무릇 사
람의 질병은 감정의 지나침과 음식의 편취라는 내인(內因)과 풍한
서습조화(風寒暑濕燥火)의 침범이라는 외인(外因)에 의해 발생하는
데, 질병이 자리 잡는 부위는 살가죽 겉면의 주리(腠理)인 경우도 있

고, 좀 더 깊은 혈맥(血脈)인 경우도 있으며, 속 깊이 장위(腸胃)인 경우도 있다. 이런 까닭에 질병이 안쪽 깊이 '장위'에 있을 때는 적절한 약물과 음식물[藥餌]로 치료해야 하고, 질병이 좀 깊은 부위인 '혈맥'에 있을 때는 침(鍼)으로 치료해야 하며, 질병이 겉면의 '주리'에 있을 때는 울설(蔚炳), 즉 '뜸[炙]'으로 치료해야 한다. 따라서 올바른 의사라면 마땅히 침·뜸·약 어느 것 하나도 소홀히 해서는 안 된다. 세 가지 치료법 중 하나만을 고수하고 나머지를 버린다면 사람의 원기(元氣)를 어찌 보존할 수 있으며, 백성을 살리고자 힘쓴 성인(聖人)의 어진 마음[仁心]을 어찌 얻었다고 할 수 있겠는가?"*

그렇다. 침·뜸·약은 질병을 치료하고자 이용하는 도구일 뿐이다. 병의 상태를 정확히 파악하고 그에 따른 적절한 수단을 선택하면 되는 것이지 침과 뜸과 약에 우열이 있는 게 아닌 것이다. 물론 침·뜸·약이 추구하는 목표는 모두 똑같다. 한의학에서 건강의 요체는 항상 장부경락(臟腑經絡)·영위기혈(營衛氣血)의 조화로운 균형이기 때문이다. 질병이란 여러 가지 내외인(內外因)에 의한 장부경락·영위기혈의 편성편쇠(偏盛偏衰)가 '주리'·'혈맥'·'장위'에 초래된 것이지 않은가? 그렇다면 치료는 편성으로 인한 '실(實)'은 '사(瀉)'하고 편쇠로 인한 '허(虛)'는 '보(補)'하는, 다시 말해 "가득 차면

---

*『鍼灸大成』·「諸家得失策」 "夫何喜怒哀樂心思嗜欲之汨于中 寒暑風雨溫凉燥濕
之侵于外 于是有疾在膝理者焉 有疾在血脈者焉 有疾在腸胃者焉 然而疾在腸胃 非
藥餌不能以濟 在血脈 非針刺不能以及 在膝理 非蔚炳不能以達 是針灸藥者 醫家
之不可缺一者也 夫何諸家之術惟以藥 而于針灸則並而弃之 斯何以保其元氣 以收
聖人養民之仁心哉"

깎아내고, 모자라면 보충한다."*는 중용(中庸)의 미덕을 모색하는 것 아니겠는가? 침과 뜸과 약이라는 도구만 다를 뿐 이루고자 하는 목적은 같은 것이다. 이런 까닭에 한의사들은 침·뜸·약 어느 것 하나도 허투루 하지 않는데, 실제 임상에서 다한증을 치료할 때에는 아무래도 약을 위주로 삼게 된다. 앞서 여러 가지 다한증의 원인을 요약했던 내용을 다시금 되새겨보라. 자한(自汗)은 양허(陽虛)·기허(氣虛) 탓에, 도한(盜汗)은 음허(陰虛)·혈허(血虛) 탓에, 수족한(手足汗)은 위열(胃熱) 탓에, 음한(陰汗)은 신허(腎虛) 탓에, 액한(腋汗)은 간허승열(肝虛乘熱) 탓에 발생하는 경우가 대부분이라 하지 않았던가? 다한증은 이렇게 몸속 깊이 장부에 형성된 편성편쇠 때문에 나타나는 병증이므로 약물치료를 위주로 할 수밖에 없는 것이다. 경우에 따라 침과 뜸을 적절히 병행하기도 하지만 대개는 약물치료에 전력을 기울이게 마련이다. 따라서 여기서는 침과 뜸에 대한 내용은 과감히 생략하고 다한증의 약물치료에 대해서만 설명하기로 한다.

---

*『黃帝內經』·「素問·三部九候論」"實則瀉之 虛則補之"

다한증의
한약 치료

『동의보감』에 수록된 사항을 근거로 자주 접하는 다한증의 원인별 대표 처방, 구성 약물 및 주치증(主治症)은 다음과 같다. 단 각 처방을 구성하는 개개 한약재의 용량은 한의사들이 임상에서 가장 많이 참고하는『방약합편(方藥合編)』을 기준으로 하되 편의상 1돈[錢]을 4g으로 환산한 것이다. 또 각 처방에 대한 해설, 이른바 '방해(方解)'는『동의보감』에 기재된 내용과 더불어 중국 청(淸)나라 때의 명의 왕인암(汪訒庵)의『의방집해(醫方集解)』에 수록된 내용 등을 참고해서 필자들이 임의로 풀어쓴 것이다.

(1) 자한(自汗)

양허(陽虛)·기허(氣虛)로 인해 아무 때나 땀이 나면서 움직이면 더욱 심하게 땀이 날 때는 보양(補陽)·보기(補氣)해야 한다. 가장 대표적인 처방(處方)은 **보중익기탕(補中益氣湯)**이다*.

●황기(黃芪) 6g, 인삼(人蔘)·자감초(炙甘草)·백출(白朮) 각 4g, 진피(陳皮)·당귀(當歸) 각 2g, 승마(升麻)·시호(柴胡) 각 1.2g
●위의 약재들을 잘게 썰어 1첩(貼)으로 만들어 물에 달여 먹는다.

보중익기탕은 힘든 일을 지나치게 했거나 음식을 제때 섭취하지 못해 몸에 열이 나면서 답답한 것 및 자한(自汗)이 있으면서 권태로운 것 등을 치료한다. 처방 중의 황기·인삼·자감초는 원기(元氣)를 북돋아 체내 습열(濕熱)과 번열(煩熱)을 없애주는 성약(聖藥)인데, 특히 황기는 피부주리(皮膚腠理)를 튼튼히 해서 자한을 멎게 한다. 백출은 위열(胃熱)을 없애주고, 당귀는 혈맥(血脈)을 고르게 하며, 진피는 기(氣)가 순조롭게 운행하도록 도와준다. 또 승마와 시호는 황기·자감초의 약효를 위로 끌어올려 위기(衛氣)가 흩어지지 않도록 해서 인체 겉 부분의 표기(表氣)를 충실하게 만든다**.

───────

*『東醫寶鑑』·「內景篇·津液門·自汗」"凡內傷及一切虛損之證 自汗不止者 總用補中益氣湯 少加附子·麻黃根·浮小麥 其效如神 但升·柴俱用蜜水製炒 以殺其升發勇悍之性 又欲引其參·芪等藥至肌表也〈東垣〉"

**『東醫寶鑑』·「雜病篇·內傷門·勞倦傷治法」"治勞役太甚 或飮食失節 身熱而煩 自汗倦怠" "夫脾胃一虛 肺氣先絶 故用黃芪以益皮毛而閉腠理 不令自汗 上喘氣短 損其元氣 用人參以補之 心火乘脾 用炙甘草之甘溫以瀉火熱 而補胃中元氣 若脾胃急痛 腹中急縮者 宜多用之 此三味除濕熱煩熱之聖藥也 白朮苦甘溫 除胃中熱 利腰臍間血 升麻柴胡苦平 味之薄者 升胃中之淸氣 又引黃芪甘草甘溫之氣味上升 能補衛氣之散解 而實其表 又緩帶脉之縮急 當歸以和血脉 橘紅以理胸中之氣 助陽氣上升 以散滯氣 此立方本旨也"

(2) 도한(盜汗)

음허(陰虛)·혈허(血虛)로 인해 밤에 잠들었을 때에만 땀을 흠뻑 적시는 경우는 보음(補陰)·보혈(補血)해야 한다. 대표적인 방제(方劑)는 **당귀육황탕(當歸六黃湯)**이다*.

- 황기(黃芪) 8g, 당귀(當歸)·생지황(生地黃)·숙지황(熟地黃) 각 4g, 황금(黃芩)·황련(黃連)·황백(黃栢) 각 2.8g
- 위의 약재들을 잘게 썰어 1첩(貼)으로 만들어 물에 달여 먹는다.

당귀육황탕은 도한을 치료하는 성약(聖藥)이다. 처방 중의 황기는 인체 겉 부분의 표기(表氣)를 튼튼히 하고, 당귀·생지황·숙지황은 음혈(陰血)을 보충하며, 황금·황련·황백은 인체 내부에 쌓인 화열(火熱)을 없애주기 때문에 도한 치료에 무척 효과적이다**.

(3) 수족한(手足汗)

위열(胃熱)로 인해 손바닥·발바닥에서 땀이 흐른다면 청위열(淸胃熱)해야 한다. **대시호탕(大柴胡湯)**이 대표적이다***.

---

* 『東醫寶鑑』·「內景篇·津液門·盜汗」 "盜汗 乃陰虛血虛有火也 當歸六黃湯甚妙 又四物湯加知母·黃栢 兼氣虛 加參·朮·黃芪『丹心』"
** 『東醫寶鑑』·「內景篇·津液門·盜汗」 "治盜汗之聖藥也 黃芪 實表氣 當歸生熟地黃 補陰血 芩連黃栢去內火 所以有效也『丹心』"
*** 『東醫寶鑑』·「內景篇·津液門·手足汗」 "手足汗者 津液自胃府傍達於外 則手足自汗 有熱聚胃府逼而出之者 此陽明證也 宜大柴胡湯下之『入門』"

- 시호(柴胡) 16g, 황금(黃芩)·작약(芍藥) 각 10g, 대황(大黃) 8g, 지실(枳實) 6g, 반하(半夏) 4g.
- 위의 약재들을 잘게 썰어 1첩(貼)으로 만든 뒤, 생강(生薑) 3쪽[片]과 대추(大棗) 2개[枚]를 넣어 물에 달여 먹는다.

대시호탕은 흔히 급성 열성 전염병으로 비유되는 '상한병(傷寒病)'이 소양경(少陽經)에서 양명경(陽明經)으로 옮아가면서 몸에 열이 나고 오한은 없으면서 오히려 더운 것을 싫어하고, 대변이 굳고 소변이 붉으며 헛소리를 하고, 배가 불러 오르며 조열(潮熱)이 나는 것 등을 치료한다*. 처방 중의 시호는 소양경을 치료하고, 대황과 지실은 양명경을 치료하며, 작약은 비(脾)를 편안하게 한다. 또 황금으로 청열(淸熱)하고, 반하로 위(胃)를 조화롭게 하며, 생강과 대추로 영위를 조절함으로써 상한병으로 인한 표증(表證)과 리증(裏證)을 모두 치료한다**.

---

*『東醫寶鑑』·「雜病篇·寒門·傷寒裏證」"治傷寒病 少陽轉屬陽明 身熱 不惡寒反惡熱 大便堅 小便赤 譫語腹脹潮熱〈正傳〉"
**『醫方集解』"此足少陽陽明藥也 表證未除 故用柴胡以解表 裏證燥實 故用大黃枳實以攻裏 芍藥安脾斂陰 黃芩退熱解渴 半夏和胃止嘔 薑辛散而棗甘緩 以調營衛而行津液 此表裏交治 下劑之緩者也"

다한증의 이해와 치료

(4) 음한(陰汗)

신허(腎虛)로 인해 사타구니가 늘 축축할 때는 보신(補腎)해야 한다. 대표적인 처방은 **국방안신환(局方安腎丸)**이다*.

- 도인(桃仁)·백질려(白蒺藜)·파극(巴戟)·육종용(肉蓯蓉)·산약(山藥)·파고지(破故紙)·백복령(白茯苓)·석곡(石斛)·비해(萆薢)·백출(白朮) 각 96g, 천오포(川烏炮)·육계(肉桂) 각 52g.
- 위의 약재들을 가루 내어 꿀[蜜]로 반죽한 다음 벽오동씨[梧子] 만 한 크기의 환(丸)으로 만들어 공복(空服)에 술로 50~70환씩 먹는다.

국방안신환은 신허양쇠(腎虛陽衰)로 인한 사타구니 땀은 물론, 신허(腎虛)로 인한 요통(腰痛), 단전(丹田) 부위의 차가움 및 소변을 자주 보는 것 등을 모두 치료한다**.

(5) 액한(腋汗)

간허승열(肝虛乘熱)로 인해 겨드랑이에 땀이 차는 경우에는 보간양혈(補肝養血)해야 한다. **육미지황환(六味地黃丸)**이 대표적이다***.

---

*『東醫寶鑑』·「內景篇·津液門·手足汗」"陰汗 腎虛陽衰也 宜局方安腎丸"
**『東醫寶鑑』·「外形篇·腰門·腎虛腰痛」"治腎虛腰痛 下元虛冷 小便頻數"
***『醫林繩墨』·「汗」"又有腋汗者 兩腋之下 遇動作則有汗 此肝虛乘熱也 宜以補肝養血 可用六味地黃丸"

- 숙지황(熟地黃) 320g, 산약(山藥)·산수유(山茱萸) 각 160g, 목단피(牧丹皮)·백복령(白茯苓)·택사(澤瀉) 각 120g.
- 위의 약재들을 가루 내어 꿀[蜜]로 반죽한 다음 벽오동씨[梧子]만한 크기의 환(丸)으로 만들어 공복(空服)에 따뜻한 술[溫酒] 혹은 소금물[鹽湯]로 50~70환씩 먹는다. 20첩(貼)으로 나누어 달여 먹을 수도 있다.

육미지황환은 허로(虛勞) 중에서 신기(腎氣)가 쇠약해서 항상 얼굴이 초췌하고 잠잘 때 땀이 나고 열이 나는 것, 오장이 차례로 손상을 받아 여위고 쇠약하며 허번증(虛煩證)이 나는 것, 골증열(骨蒸熱)이 있으면서 사지가 나른하고 힘이 없는 것, 맥이 침(沈)하면서 허(虛)한 것 등을 치료한다. 이 처방은 주로 신수(腎水)를 보(補)함과 동시에 비위(脾胃)를 조리하므로 젊었을 때 신수(腎水)가 줄어들어 화(火)가 왕성한 음허증(陰虛證) 환자가 복용하기에 가장 알맞다. 대개 사람이 젊은 나이에 너무 일찍 성생활을 해서 정기(精氣)가 줄어들거나 타고난 체질이 약한 사람이 지나친 성생활로 원기(元氣)가 더욱 약해지거나 하면, 유정·도한과 함께 피로·권태감이 심하고, 음식을 먹어도 살이 붙지 않으며, 얼굴빛이 창백해지고 가슴과 손발바닥에서 번열이 난다. 또 여름이면 더위를, 겨울이면 추위를 남보다 먼저 타고, 허리와 무릎이 아프고 무거우며, 머리가 어지럽고 눈앞이 어질어질해진다. 아울러 신수(腎水)가 소모되면 심화(心火)가 타오르고, 심화가 타오르면 폐금(肺金)이 억제되므로, 가래가 많아지고 기침이 발생하게 된다. 이 모든 때에도 이 처방만 복용한다면 근심할 게 없다*.

　이상으로 한방 임상에서 다한증의 원인에 따라 다용하는 약물치료의 대표적 처방들을 자세히 살펴봤다. 처방들 각각의 구성 원리에서부터 적용되는 병증들까지 일체의 내용을 모두 정확하게 납득하긴 쉽지 않겠지만, 대강의 요지만큼은 충분히 이해했을 것이다. 사실 처방을 이렇게 구체적으로 명시할 것인가를 놓고 무척 고심을 했다. 시쳇말로 영업 기밀이 백주(白晝) 아래 드러나 혹 한의사들의 수입이 줄어들까 염려해서가 아니다. 처방명(處方名)을 비롯해서 구성 약물과 용량을 낱낱이 밝히면, 자칫 오남용(誤濫用)이 일어나지 않을까 하는 노파심 때문이다. 이들 처방은 모두 철저한 진단 과정을 거친 연후에 이루어진 최종적인 선택인데, 적지 않은 사람들이 과정에는 도통 무관심하고 결과물만 받아들여 오용·남용하기 일쑤이지 않은가? "나는 낮에 땀을 줄줄 흘리니까 '보중익기탕'을 먹어야 되겠구나!", "나는 밤에 땀으로 목욕을 하니까 '당귀육황탕'을 먹어야지!" 이런 식으로 생각하는 경우가 많다는 말이

---

*『東醫寶鑑』·「雜病篇·虛勞門·腎虛藥」"治虛勞 腎氣衰弱 久新憔悴 寢汗發熱 五藏齊損 瘦弱虛煩 骨蒸痿弱 脉沈而虛""此藥專補左尺腎水 兼理脾胃 少年水虧火旺 陰虛之證最宜服之""凡人年幼被誘 慾太早者 根本受傷 及禀賦薄者 又剛喪之過 隱諱不敢實告 以致元氣虛憊 或遺精盜汗 神疲力怯 飮食不生肌肉 面白五心發熱 夏先惡熱 冬先怕寒 腰疼膝重 頭暈目眩 故曰 水一虧則火必勝 火動則肺金受剋 而痰嗽作矣 宜服此藥 可保無虞〈回春〉"

다. 물론 이렇게 과정을 무시하고 결과만 좇는 것은 돌팔이와 같은 짓이므로 절대 권할 바가 못 되며 그렇게 해서도 안 된다. 이는 이들 처방이 별다른 효과가 없어서 먹어봐야 큰 도움이 되지 않는다는 뜻이 아니다. 아니, 효과가 없기는커녕 그야말로 신묘(神妙)한 경우가 대다수이다. 오죽하면 선현들께서 '성약(聖藥)'이라고까지 칭송했겠는가? 그러나 이 처방들이 명실상부 신묘한 성약이 되려면 최우선적으로 환자의 체질과 병증에 부합해야 한다. 모든 약은 환자의 상태를 정확히 파악한 후 그에 딱 맞게 투여했을 때 비로소 뛰어난 효과를 발휘하기 때문이다.

이 책의 각 장 사이사이에 '자주 듣는 한방 처방 제대로 알기'란 제목으로 다한증과 크게 관련도 없이 경옥고·생맥산·총명탕 등에 대한 설명을 늘어놓은 이유도 대동소이하다. 워낙에 유명해서 일반인들에게까지 널리 알려진 처방들이 사실은 이러이러한 이론적 배경 아래 만들어졌고, 그 정확한 적응증은 이러이러하다며 명백히 밝힌다면, 많은 분들이 더 이상 한약을 무턱대고 오·남용하는 우를 범하지 않으리라 기대한 것이다. 무슨무슨 탕이라 이름 붙여진 처방들은 한의사의 꼼꼼한 진단을 거치고 나서 이루어져야 할 최종적인 치료 수단이지 않은가? 따라서 이들 처방을 원인 분석 없이 식품처럼 막무가내로 섭취한다면 확실히 득보다는 실이 많지 않겠는가?

너무나도 당연한 이야기지만, 한의사들은 다한증 치료 목적으로 꼭 위에서 거론한 처방들만 사용하지는 않는다. 눈으로는 환자의 외모에서 드러나는 특징 등을 잘 살피고, 귀와 코로는 환자의 음성·체취 등을 듣고 맡으며, 입으로는 환자가 호소하는 바를 자세히 따져 묻고, 손으로는 환자의 손목을 위시한 신체 곳곳을 어루만지노라면, 어떤 처방을 사용해야 할지 머릿속에 자연히 그려지기 때문이다. 즉, 보고 듣고 묻고 만지는 소위 '망문문절(望聞問切)'이라는 '사진(四診)'의 과정을 종합한 뒤 환자의 현 상태로서의 '형·색·맥·증(形·色·脈·證)'을 정확히 파악했다면, 처방은 공부하느라 혹사시켰던 잿빛 뇌세포에서 저절로 정해지는 것이다. 또 설혹 위에서 거론한 대표적인 처방들을 투여하리라 마음먹었다손 치더라도, 원래의 처방 구성 내용 그대로 사용하는 경우 역시 그리 많지 않다. 뇌리에 떠오른 처방의 구성 내용과 환자의 상태를 다시금 맞춰봄으로써, 한약재 몇 가지를 더하기도 하고 빼기도 하고, 용량을 늘이기도 하고 줄이기도 하는 과정을 거친 뒤 최종적인 처방전(處方箋)을 확정하기 때문이다. 곧 어떤 처방 하나만을 정답으로 규정할 수 없다는 것이다. 물론 이렇게 처방이 한 가지로만 규정되지 않고 처방전의 구성 내용 또한 천차만별일 수밖에 없는 까닭은 한의학의 인체관·질병관·의학관이 "모든 사람은 제각각이다."에서 출발하기 때문이다. '백인백색'의 관점을 견지하는 한의학! '환자 중심의 맞춤치료'를 지향하는 한의학!

혹자는 의문을 제기할 것이다. 사람 다 거기서 거기이므로 "모든 사람은 똑같다."에서 출발하는, 곧 '만민공통'의 시각을 갖는 서양의학적 관점을 원용해서 이들 대표적인 처방을 투여할 수 있지 않느냐고…. 물론 그럴 수도 있다. 앞서 예시한 처방들은 그야말로 대표적인 방제들로서 두루 치료할 수 있다는 뜻의 소위 '통치방(通治方)'이라 불리는 것들이니까…. 하지만 『황제내경』에서 제시한 치료의 대원칙—"모든 질병 치료는 반드시 그 근본에서부터 추구해야 한다."*—을 상기하면, 한의학의 본질인 '각인각색(各人各色)'의 입장을 철저히 따라야만 한다. 이전에도 누차 강조했듯이 한의학은 "사람의 형체와 피부색이 다르면 오장육부(五臟六腑)의 상태 또한 다르니, 비록 겉으로는 같은 증상이 나타날지라도 치료법은 확연히 다르다."**는 관점을 취하기 때문이다. 오죽하면 허준 선생께서도 이 문구를 『동의보감』의 가장 첫머리에 실어 놓았겠는가?

사실 모든 사람은 똑같다는 대전제 아래 동일 질병에 동일 약물의 투여를 고집했던—그래야 과학적이라며—서양의학적 치료 행위는 '프로크루스테스(Procrustes)의 침대'***가 연상될 만큼 무지막지한 폭력일 수도 있다. 최근의 서양의학 또한 이런 사실을 파악했기에 요즘은 그에 대한 보완책으로 유전체 분석 등을 통해 환자 개개인의 특징을 파악한 뒤 거기에 걸맞은 치료를 시행하는 '개인별

---

*『黃帝內經·素問』「陰陽應象大論」"治病必求於本"
**『東醫寶鑑』「內景篇·身形門·身形藏府圖」"形色旣殊 藏府亦異 外證雖同 治法迥別"
***그리스 신화에 나오는 흉악한 노상강도 프로크루스테스의 이야기에서 유래된 말로 '폭력적 규준(規準)·무리한 획일화'를 뜻한다. 프로크루테스는 지나가던 행인을 붙잡아 자기 침대에 눕혀 침대보다 큰 사람은 다리를 자르고, 작은 사람은 침대에 맞게 잡아 늘이는 끔찍한 짓을 저질렀다고 한다.

다한증의 이해와 치료

맞춤의학'의 방향으로 나아가려는 것 아니겠는가? 따라서 당신이 혹 다한증 환자라면, 위에서 설명한 내용을 "자한에는 보중익기탕, 도한에는 당귀육황탕"이라는 식의 서양의학적 관점으로 받아들여 임의로 복용해서는 안 된다. 봉사 문고리 잡듯 운 좋게 자신의 '형·색·맥·증'에 딱 맞아떨어진다면 목적한 바를 이루겠지만, 자칫 잘못하면 기대했던 효과는커녕 원치 않은 부작용만 초래할 수도 있기 때문이다. 그렇다면 다한증으로 고통 받는 분들은 어찌해야 하는가? 역시 처방전은 전문가인 한의사에게 맡기고, 다한증 치료에 도움이 되는 양생법(養生法)에 치중하는 것이 바람직하다. 그럼 이제부터는 가벼운 다한증은 스스로 치료할 수 있는 방법과 함께 전반적인 건강에도 큰 도움이 되는 한의학적 양생법을 살펴보기로 하자.

자치(自治)
혹은
양생(養生)

다한증 환자의 자가 치료에 도움이 될 수 있도록『동의보감』에서 땀과 관련해 콕 찍어 밝혀놓은 금기 사항은 다음의 세 가지다.

첫째, "천지 대자연의 기운이 안으로 들어가 겉으로 드러나지 않는 겨울철에는 인체 내의 기혈(氣血) 또한 대자연의 이치에 따라 '폐장(閉藏)'하듯 감추어야 하므로, 겨울철에는 설혹 땀을 내서 치료해야 할 병일지라도 과도한 발한은 삼가야 한다."*

둘째, "자한에는 절대 생강(生薑)을 금해야 한다. 왜냐하면 생강은 피부주리(皮膚腠理)를 열어젖히는 힘이 강하기 때문이다."**

---

*『東醫寶鑑』·「內景篇·津液門·禁忌」"冬月 天地閉 血氣藏 縱有病 亦不宜多出汗『活人』"

**『東醫寶鑑』·「內景篇·津液門·禁忌」"自汗大忌生薑以其開腠理故也『丹溪』"

셋째, "자한으로 고통 받는 사람은 무릇 마늘[大蒜]·파[葱]·부추[韭菜]·달래[小蒜]·흥거[興渠] 등 소위 '오신채(五辛菜)'*를 양념[藥念]**으로 해서 버무린 매운 음식을 섭취하지 않아야 한다."***

뭔가 거창한 비급(秘笈)이 있으리라 여겼는데 기대에 못 미치는 소박한 내용뿐이라고 느낄지 모르겠다. 하지만 함축하고 있는 바는 극히 크고 또 중요하다.

우선 첫 번째 사항은 단순히 겨울철에는 과도한 발한을 삼가라는 뜻뿐만 아니라 늘 천지 대자연의 도(道)에 순응(順應)하라는 뜻이다. 천지 대자연에서 일어나는 음양의 변화 규칙을 위배하면 인체 역시 그에 상응하는 대가를 치르게 되므로 항상 사시사철의 기후변화에 걸맞게 움직여야 한다는 것이다. 소우주(小宇宙)인 인체는 언제나 대우주(大宇宙)인 자연의 법칙을 따를 수밖에 없지 않은

---

*마늘·파·부추·달래·흥거 등 맵고 향이 강한 다섯 가지 채소로 우리나라 사찰에서는 흥거 대신 양파를 금한다. 오신채를 금하는 이유는 이들이 수도승의 마음을 흩뜨려 수행에 방해가 되기 때문이다. 이런 까닭에 사찰에서는 음식 조리 때 오신채 대신 다시마·들깨·방앗잎·제피 가루·버섯 등을 사용한다.

**맛을 돋울 목적으로 음식에 소량 첨가하는 식재료로 정의되는 '양념'은 원래 한자어 '약념(藥念)'에서 온 말이다. 즉 몸에 약처럼 이롭기를 바라는 마음으로 음식에 첨가하는 게 양념인 것이다. 그런데 우리들이 하루 삼시 세끼 줄기차게 먹고 있는 파·마늘·생강·후추·소금·깨 등의 각종 양념들은 기실 총백(葱白)·대산(大蒜)·생강(生薑)·호초(胡椒)·염(鹽)·임자(荏子) 등의 명칭으로 『동의보감』에 버젓이 실려 있다. 이런 까닭에 한의사들은 항상 '약식동원(藥食同源)'의 입장을 견지한다. 사실 서양의학의 원조 히포크라테스도 일찍이 "음식으로 치료하지 못하는 병은 약으로도 치료할 수 없다."고 일갈했다.

***『東醫寶鑑』·「內景篇·津液門·禁忌」"自汗 凡辛辣之味 五辛之屬 幷忌食之"

가? 한의학의 최고 고전인『황제내경』에서는「사기조신대론(四氣調神大論)」이라는 전편(專篇)까지 따로 설정해서 춘하추동 사계절별 몸가짐과 마음가짐을 제시하지 않았던가?

두 번째와 세 번째 금기 사항 역시 그저 매운 음식을 먹지 말라는 것뿐만 아니라 한의학 약물치료의 근간인 '기미론(氣味論)'*에 대한 직접적인 예시이다. 실례로 든 생강은 물론 고추·후추·술·담배·커피 등과 같은 일체의 신열(辛熱)한 식품, 곧 맵고 뜨거운 성질의 음식물과 기호품은 모두 발산작용을 발휘한다는 의미인 것이다. 그렇지 않아도 내열(內熱)로 속에서 열불이 나 땀이 줄줄 흐를 지경인데 불난 데 부채질해서야 되겠는가?

다한증을 호소하는 분들에게 필자들이 흔히 권고하는 사항은 매번 거의 일정하다.

우선 비만·과체중인 사람, 소위 '비습지인(肥濕之人)'은 무엇보다도 체중 조절이 급선무이므로 반드시 절식(節食)과 유산소 운동을 요구한다. 또 쉽게 열(熱) 받거나 화(火)내거나 해서 체내에 불필요

---

*약물의 효능을 개개 약물이 지닌 고유의 성미(性味), 곧 온열양한(溫熱凉寒)의 네 가지 성질로 구분되는 사기(四氣)와 신고감신한(酸苦甘辛鹹)의 다섯 가지 맛으로 나뉘는 오미(五味)에 입각해서 설명하는 이론. 한의학은 항상 '기미론(氣味論)'에 따라 약효를 해석하기 때문에 '식약동원(食藥同源)'·'식약요병(食藥療病)'의 입장을 취한다. 이런 이유로 양생서의 대표서인『천금방(千金方)』에서는 "安身之本 必須於食 救疾之道 惟在於藥 不知食宜者 不足以全生 不明藥性者 不能以除病 故食能排邪而安藏府 藥能恬神養性以資血氣"라 했다.

　　　　　　　　　다한증의 이해와 치료

한 화열(火熱)이 조장되지 않도록 자신만의 스트레스 해소법을 개발하고, 심신(心身)이 평안(平安)해지도록 자주 명상(瞑想)할 것을 권한다. 아울러 맵고 뜨거우며 자극적인 음식, 곧 일체의 신열지물(辛熱之物) 대신 되도록 담백한 음식 위주로 섭취해야 한다고 조언한다. 일견 사소한 것들이라 간주하겠지만, 365일 매일 되풀이되는 일상생활에서의 작은 실천 하나하나가 쌓이고 쌓임으로써 큰 변화를 이끌어내는 것이다. "천리 길도 한 걸음부터"이고, "티끌 모아 태산"이라 하지 않던가? 스스로 실천 가능한 생활 습관을 면밀히 가늠해보고 이를 적극 실행하는 것이 '자가 치료'의 첩경인 것이다.

욕심을 좀 더 부려 전반적인 건강까지 고려한다면, 양생법을 언급하지 않을 수 없다. 한의학적 양생법은 『동의보감』에 소개된 내용만 따져도 하나둘이 아닌데, 가장 대표적인 것은 역시 '태을진인(太乙眞人) 칠금문(七禁文)'*이다.

첫째는 말을 적게 함으로써 인체 내의 기운을 함부로 소모하지 않는 것인데, 이는 원치 않게 설화(舌禍)를 입거나 구설수에 오르내리지 않는 데도 도움이 된다.

둘째는 색욕을 경계해서 정기(精氣)를 배양하는 것이니, 성관계는 되도록 절제해서 이른바 '방노상(房勞傷)'**에 걸리는 일이 없도

---

*『東醫寶鑑』·「內景篇·攝養要訣」"太乙眞人七禁文曰 一者少言語養內氣 二者戒色慾養精氣 三者薄滋味養血氣 四者嚥精液養藏氣 五者莫嗔怒養肝氣 六者美飲食養胃氣 七者少思慮養心氣"
**과도한 성생활로 신정(腎精)이 소모되어 발생하는 병증으로 방실상·생로(房室傷·色勞)라고도 한다.

록 해야 한다.

셋째는 음식을 담백하게 섭취해서 혈기(血氣)를 기르는 것인데, 이는 기름지고 농탁(濃濁)한 음식물을 피하는 것이 고혈압·비만·당뇨병·암 등과 같은 '생활습관병' 예방에도 도움이 된다는 말이다.

넷째는 침을 뱉지 말고 삼켜서 오장의 기운을 북돋우는 것이니, 틈나는 대로 '회진법(廻津法)'*을 시행하라는 뜻이다.

다섯째는 함부로 열 받거나 화내지 않음으로써 간기(肝氣)를 기르는 것이니, 자신만의 스트레스 해소법을 개발하고 항상 자기반성에 따른 수양(修養)에 힘쓰라는 의미이다.

여섯째는 음식을 가려 먹음으로써 위기(胃氣)를 배양하는 것이니, 상한 음식은 물론 과음·과식까지도 피하라는 말이다.

마지막으로 **일곱째**는 생각을 적게 해서 심기(心氣)를 기르는 것으로, 늘 노심초사하지 않는 여유로운 마음가짐이 필요하다는 뜻이다. 사실 천재지변이나 예상치 못한 인재(人災)가 아니면 사람은 누구나 천수(天壽)를 누리며 건강하게 살아갈 수 있다. 질병에 걸려 고생하는 것도, 그렇지 않고 건강하게 사는 것도 모두 일차적으로는 자신에게 달려 있는 법이다. 이 글을 읽는 모든 분들이 선현의 지혜가 결집된 양생법을 적극 실천함으로써 건강을 되찾음은 물론 건강을 더욱 증진시킬 수 있기를 기원한다.

---

*침을 입 밖으로 내뱉지 않고 입에 머금고 있다가 다시 삼키는 것으로, 이렇게 하면 정기(精氣)가 항상 보존되어 얼굴과 눈에 광채가 돈다고 한다.

다한증의 이해와 치료

공진단(拱辰丹)

무더위에 지쳐 입맛까지 잃었다가 청량한 가을 기운을 맞으면 신체의 세포 하나하나가 살아나는 느낌이 들어서 그럴까요? 가을이 되면 식욕이 당기는 경우가 많습니다. 누구나 알고 있는 '천고마비(天高馬肥)'라는 고사성어도 이런 이치로 만들어진 것 아닐까요? 아무튼 오곡백과가 무르익는 가을이 되면, 사람들도 몸을 알차고 튼실하게 만들고 싶은 의욕이 넘치면서 보약 복용을 계획하는 경우가 많은데, 이번에는 가격이 만만치 않은 탓에 귀족적 보약의 대표 주자라 할 수 있는 공진단(拱辰丹)에 대해 알아봅시다.

공진단은 원(元)나라 때의 유명한 의학자인 위역림(危亦林)이 저술한 『세의득효방(世醫得效方)』에서 가장 먼저 찾아볼 수 있습니다. 책 이름만 보고서는 '세상의[世] 여러 의사들이[醫] 좋은 치료 효과를 거둔[得效] 처방 모음집[方]'이라 생각하기 쉬운데, 사실은 의원 집안에서 배출된 의가를 '세의(世醫)'라고 하기 때문에, 위역림 집안의 경험 비방(秘方)이라는 의미가 더 많습니다. 아무튼 위 씨는 고대로부터 전해져 내려온 각종 처방과 5대에 걸친 가전(家傳)의 경험방을 10년에 걸쳐 정리·분류해서 총 19권으로 편성한 뒤 1337년『세의득효방』이라 이름 지었는데, 그 당시의 국립의료원에 해당하는 태의원(太醫院)의 심사를 거쳐 책이 간행된 것은 10여 년 뒤인 1345년이었답니다.

이 책은 크게 두 가지 특징이 있는데, 첫째는 책의 순서가 원나라 때의 의학 교육제도인 13가지 분과(分科) 형태를 그대로 흉내 내어 대방맥과(大方脈科)·소방맥과(小方脈科)·풍과(風科)·산과(產科)·정골겸금족과(正骨兼金鏃科) 등으로 이루어져 있다는 점입니다. 그 지역 의학 교육기관의 교수를 역임했다는 저자의 이력이 물씬 드러나지 않습니까? 둘째는 위역림이 골절(骨折)이나 탈구(脫臼)를 치료할 때는 오두(烏頭) 등으로 먼저 마취할 것을 주장하는 한편 척추 골상의 치료에서는 '현조복위법(懸弔復位法)'을 최초로 채택하는 등 요즘의 추나(推拿)에 해당하는 정골(正骨) 부분에서 후대에 미친 영향이 컸다는 사실입니다. 이런 사실로 미루어 짐작건대『세의득효방』은 베스트셀러(?)였음에 틀림없습니다. 교수까지 역임한 저자가, 국가의 제도적 의학 분과의 순서대로, 5대에 걸친 대대손손의 비방은 물론, 추나와 같은 새로운 치료법마저 수록해 놓았으니, 학생은 물론 개업의까지 구독하지 않을 도리가 있었겠어요?

다한증의 이해와 치료

이제 공진단의 구성 약물과 그 효능에 대해 살펴봅시다. 공진단은 사향(麝香)·녹용(鹿茸)·당귀(當歸)·산수유(山茱萸)라는 총 네 가지 약재로 구성된 아주 간결한 처방이며, 이름 그대로 알약입니다. 물론 "단(丹)이란 환(丸)이 큰 것을 말한다(丹卽丸之大者也)."고 했으므로, 벽오동씨 정도의[梧子大] 다른 알약보다는 좀 더 크겠지요. 그럼 이 알약은 어떤 효능이 있느냐? 방해(方解)에 따르면 "대체로 남자가 장년기에 진기(眞氣)가 몹시 약한 까닭은 품부(稟賦)가 약한 것이지 후천적인 탓이 아니다. 그러므로 성질이 건조한 약재를 쓰지 말아야 한다. 그런데 음혈(陰血)을 보충하는 다른 처방들을 보면 약물 숫자는 많지만 약효가 매우 약해서 효력이 나타나기 어렵다. 따라서 선천(先天)의 원기(元氣)를 공고히 해서 신수(腎水)와 심화(心火)가 잘 오르내리게 하면 오장이 스스로 조화되고 온갖 병이 생기지 않을 것이니, 이럴 때 공진단을 사용한다(凡男子方當壯年 而眞氣猶怯 此乃稟賦素弱 非虛而然 借燥之藥 尤宜速戒 滋益之方 羣品稍衆 藥力細微 難見功效 但固天元一氣 使水升火降 則五藏自和 百病不生 此方主之)."라고 했습니다.

전문적인 내용이라 너무 어렵나요? 행간(行間)의 의미를 살려 다시 풀이해 볼까요? 필자들은 "공진단은 처방 구성 약재는 네 가지밖에 안 되지만 약효는 매우 뛰어난 처방으로서, 선천적으로 허약한 사람으로 피로가 누적된 장년기의 환자에게 적합하며, 원기를 굳건히 함으로써 신체의 자생력(自生力)을 도와주는 데 뛰어난 처방이다."라고 해석합니다.

그런데 한의학에서 "피로의 주체는 간(肝者 罷極之本)"이라 했고, 녹용·당귀·산수유는 모두 인체의 목기(木氣)를 보강해서 간(肝)을 도와주므로, 『단계심법(丹溪心法)』은 물론『청낭(靑囊)』에서도 공진단은 오장 중에서 특히 간허(肝虛)에 이롭다고 했습니다. 따라서 보간(補肝)의 목적이라면, 공진단은 이전에 살펴본 쌍화탕(雙和湯)으로도 얼마든지 대체할 수 있는 처방입니다. 굳이 몬도가네 식으로 꽃사슴·사향노루 죽이고도, 혹 가짜를 쓰지 않을까 의심의 눈초리를 건네야 할뿐더러, 비싼 대가까지 치러야 되는 처방만을 고집할 필요는 없다는 것이지요.

반려동물이 아닌 동물원의 사슴이나 노루일지라도 그들의 커다랗고 맑은 눈망울을 바라보며 입맛 다시기보다는(?), 어찌하면 우리 모두 함께 더불어 살 수 있을까 진지하게 반성해보는 것이 양생(養生)의 첩경일 것임에 틀림없습니다.

다한증의 이해와 치료

7장

다한증,
이것이
궁금하다

아래의 글들은 필자들의 홈페이지·블로그 등에 올라온 다한증 관련 질문들 중 빈도수가 높은 것들 중심으로 몇 가지를 간추려 요약·정리한 것이다.

● 다한증은 유전인가요?
유전이라면 어쩔 수 없는 것 아닌가요?

2002년 로스앤젤레스 캘리포니아 대학에서 실시한 연구*에서, 연구자들은 다한증 환자 49명을 조사한 결과 65%에서 가족력이

---

* Ro KM, Cantor RM, Lange KL, Ahn SS. *Palmar hyperhidrosis: evidence of genetic transmission, Journal of Vascular Surgery*, 35(2), 2002, p. 382~386.

있는 것으로 나타났다고 밝혔습니다. 특히 부모 중 한 명이 다한증일 경우 자식에게 유전될 확률은 25%라고 하면서, 손바닥 다한증이 대를 걸쳐 유전되는 생리적 부조화 현상이라고 주장했습니다.

하지만 유전 여부를 놓고 그리 왈가왈부할 필요는 없습니다. 사람은 누구나 엄마 아빠를 닮기 마련 아닙니까? 외모든 성격이든 체질이든 모두 부모의 닮은꼴일 수밖에 없는데, 질병이라고 크게 다르겠어요? 다한증이 분명 삶의 질을 떨어뜨리는 불편한 질병임에 분명하지만 다행히 치명적인 질환은 아닌 만큼 유전적 소인을 따지며 낙심하기보다는 해결책을 모색하는 것이 훨씬 바람직하지 않겠어요? 너무 유전 쪽으로 몰아가는 것은 일종의 운명론과 같아서 어떤 의학적인 노력도 의미가 반감되거든요. 무슨 질환이든 치료에 도움이 되는 사항들을 지금 당장 실행에 옮기는 실천력이 제일 중요하다고 생각합니다.

● 갱년기 탓인지 얼굴이 화끈 달아오르면서 땀이 나곤 하는데, 이럴 땐 어떻게 해야 하나요?

갱년기는 여성의 월경이 폐지(閉止)되는 때의 전과 후 1~3년 동안을 일컫는 말입니다. 개인차가 있지만 대개 여성이 노년기에 접어드는 45~55세 사이를 흔히 갱년기라 하지요. 서양의학에서는 이 시기에 나타나는 여러 가지 증상들, 가령 발작성 홍분·안면홍조·두통·심계항진·현기증·이명·불면·위장장애 등을 한데 묶어 갱년기증후군이라고 부르며, 그 원인이 난소 기능의 급격한 쇠퇴에 따른 호르몬 부족 때문이라고 생각합니다.

한의학에서는 사람의 생로병사(生老病死)가 '신기(腎氣)'의 성쇠(盛衰)에 따라 이루어진다*고 했습니다. 또 "사람이 늙는 것은 피의 기능이 쇠약해지기 때문이다."**고 했습니다. 나이가 들어갈수록 신기(腎氣)가 쇠약해지고 체내의 정혈(精血) 또한 점점 부족해진다는 뜻이지요. 그런데 음양론에 입각하면 남성은 기(氣)를 위주로 여성은 혈(血)을 위주로 삼기 때문에, 정혈(精血)의 모손(耗損)에 따른 불편 증상은 여성에게 더욱 두드러지게 나타날 수밖에 없습니다. 여기에 더해 오행 중 물[水]의 속성을 지닌 신기(腎氣)까지 쇠약해지므로, 체내에서 더운 기운은 내려주고 찬 기운은 올려주는 소위 '수승화강(水升火降)'이 잘 이루어지지 않아 여러 가지 증상이 나타나게 됩니다. 얼굴과 같은 윗부분은 뜨겁고 배꼽 아래 부분은 차가운, 이른바 '상열하한(上熱下寒)'은 그 대표적인 증상이고요. 치료는 당연히 부족해진 정혈을 보충하고 신기를 굳건히 해야 하

---

*『黃帝內經』·「素問·上古天眞論」"帝曰 人年老而無子者 材力盡耶 將天數然也 岐伯曰 女子七歲腎氣盛 齒更髮長 二七而天癸至 任脈通 太沖脈盛 月事以時下 故有子 三七腎氣平均 故眞牙生而長極 四七筋骨堅 髮長極 身體盛壯 五七陽明脈衰 面始焦 髮始墮 六七三陽脈衰於上 面皆焦 髮始白 七七任脈虛 太沖脈衰少 天癸竭 地道不通 故形壞而無子也 丈夫八歲腎氣實 髮長齒更 二八腎氣盛 天癸至 精氣溢瀉 陰陽和 故能有子 三八腎氣平均 筋骨勁强 故眞牙生而長極 四八筋骨隆盛 肌肉滿壯 五八腎氣衰 髮墮齒槁 六八陽氣衰竭於上 面焦 髮鬢頒白 七八肝氣衰 筋不能動 天癸竭 精少 腎氣衰 形體皆極 八八則齒髮去 腎者主水 受五臟六腑之精而藏之 故五臟盛 乃能瀉 今五臟皆衰 筋骨解墮 天癸盡矣 故髮鬢白 身體重 行步不正 而無子耳"
**『東醫寶鑑』·「內經篇·附養老門·老人血衰」"年老精血俱耗"

므로, 보정혈(補精血)·보신(補腎)의 효능이 있는 처방을 투여하는 것입니다.

● **저는 유독 식은땀을 자주 흘립니다.**
무슨 큰 병에 걸린 건 아닌가요?

식은땀은 좀 모호하게 사용되는 용어입니다. 어떤 사람은 잠잘 때 흘리는 땀을 식은땀이라 부르고, 어떤 사람은 긴장되었을 때 흘리는 땀을 그렇게 부르기 때문입니다. 개인적인 의견을 밝힌다면, 긴장할 때 나는 식은땀은 우리말의 의미를 살려 냉한(冷汗)이라 하고, 잠잘 때 나는 땀은 한의학 용어를 도입해 도한(盜汗)이라 하는 것이 좋겠다고 생각합니다.

온열 자극 없이 나타나는 식은땀, 곧 냉한은 거의 대부분 정신적 긴장에 따른 자율신경의 반사 현상입니다. 심한 신경계·순환계·내분비계 질환과 각종 감염성 질환 및 악성 신생물 질환 등에 의해서도 냉한이 나타날 수 있지만, 가장 흔한 원인은 정신적인 불안·초조·긴장 등의 스트레스이기 때문이지요. 물론 당뇨병 치료 목적으로 경구혈당강하제나 인슐린을 사용 중이라면 십중팔구 저혈당 발작입니다. 이럴 때는 빨리 초콜릿·사탕 등 당분을 섭취해서 혈당을 올려야만 합니다.

한의학적으로는 희노우사비공경(喜怒憂思悲恐驚)이라는 칠정(七情)의 부조화에 따른 기(氣)의 울체난통(鬱滯難通)이 순간적으로나마 체내의 화열(火熱)을 조장하는 까닭에 발생하는 발한이라 할 수

다한증의 이해와 치료

있습니다. 내 몸이 스스로를 보호하기 위한 일종의 자구책을 강구한 결과가 식은땀인 셈이지요. 따라서 냉한이 자주 나타난다면 가장 먼저 필요한 것은 심신의 안정입니다. 스트레스가 없는 사람은 한 명도 없으므로, 되도록 모든 일을 긍정적으로 바라보며 마음을 평안하게 유지하도록 해 보세요.

● 저는 잘 때 이불을 흠뻑 적실 정도로 땀을 많이 흘립니다.
한의학에서는 잘 때 흘리는 땀에 대해 따로 이야기한 부분이 있나요?

서양의학에서는 잠들었을 때만 흘리는 땀, 즉 도한(盜汗)의 원인을 결핵·악성 종양·심한 출혈성 질환·열성 전염병 등이라 이야기합니다. 물론 이와 같은 질병에 의해 이차적으로 나타나는 도한은 이들 질환에 수반되어 나타나는 하나의 증상이므로, 최우선으로 원발성 질환을 치료해야 합니다. 하지만 검진 결과 별다른 질병이 발견되지 않았다면 도한이라는 병증 자체를 치료해야 합니다.

한의학 문헌에는 도한에 관한 기록이 차고 넘칠 지경으로 아주 많습니다. 이미 본문에서 자세히 이야기했지만, 도한은 대부분 음허(陰虛)·혈허(血虛) 탓에 발생한답니다. 인체를 아주 간단한 음양론에 입각해 위기영혈(衛氣榮血)이라는 단 네 글자로 표현한다면, 도한은 양(陽)적인 위기(衛氣)가 아니라 음(陰)적인 영혈(榮血)의 부족 때문에 나타나는 것입니다. 체내에 영혈(營血)이 부족해지면 상대적으로 양기가 끓어올라 체내의 진액을 누설시키는 까닭에 도한

이 발생하는 것이지요. 치료는 당연히 부족한 영혈을 보충함으로써 화열(火熱)처럼 끓어오른 양기를 가라앉혀야 하므로 청화보음(淸火補陰)하는 것입니다*. 물론 도한이라고 해서 무조건 음허·혈허에 속한다고 단정할 수는 없으므로, 치료하고자 할 때에는 반드시 한의사에게 진료를 받아야만 합니다.

● **저는 온몸에 걸쳐 땀을 많이 흘립니다. 양방병원에 가면 검사 결과 아무 이상이 없다는데, 여름만 되면 옷을 몇 번이고 갈아 입어야 할 만큼 땀이 많아 고역입니다. 제가 마셔서 도움이 될 만한 좋은 차 혹시 없을까요?**

가장 무난하게 추천할 수 있는 것은 오미자(五味子) 차입니다. 오미자는 목련과 오미자나무의 성숙한 과실로서 이름 그대로 시고 쓰고 달고 맵고 짠[酸苦甘辛鹹] 다섯 가지 맛을 모두 가진 독특한 한약재입니다. 본문에서 삼계탕을 설명할 때 읊조렸던 약성가(藥性歌)를 불러내서 노래 부르면, "오미자는 신맛을 갖고 있고 성질이 따뜻하며 갈증을 그치게 한다. 오래된 기침과 허로(虛勞)를 치료하고, 폐(肺)와 신(腎)의 부족을 보(補)한다."**입니다. 좀 더 보충해서 설명하면, 오미자는 인체의 겉면인 피부주리(皮膚腠理)를 관장하는 폐(肺)와 체내의 진액(津液)을 총괄하는 신(腎)의 기운을 북

---

* 『景岳全書』「雜證謨·汗證」"盜汗者屬陰虛 陰虛者陽必湊之 故陽蒸陰分則血熱 血熱則液泄而爲盜汗也 治宜淸火補陰"
** 『方藥合編』「藥性歌」"五味酸溫能止瀉 久嗽虛勞金水竭"

다한증의 이해와 치료

돋는 데 뛰어난 효과를 발휘하는 약재로, 여름철 무더위로 땀을 많이 흘리며 갈증이 심할 때 주로 사용됩니다. 하지만 이토록 좋은 오미자도 상식다복(常食多服)하면 수렴(收斂)의 효과가 지나쳐 허열(虛熱)·가래 끓는 기침[痰嗽] 등의 부작용이 나타날 수 있다고 했습니다. 따라서 치료에 도움이 될 차를 선택할 때에는 진료 받고 있는 한의사의 조언을 따르는 것이 가장 좋습니다.

● 다한증은 어떤 유형의 사람에게 자주 발생하나요?

요즘은 한의학에서도 각종 진단기기가 개발되어 널리 임상에 쓰이고 있는데, 대표적인 진단기기 중 하나인 심박 변이도 검사(HRV; Heart rate variability)는 자율신경계의 기능 및 교감신경과 부교감신경의 균형을 파악하는 기기입니다. 몇 해 전 동료 한의사들이 이 기기와 설문지를 통해 다한증 환자의 자율신경 균형을 평가해 본 결과*, 환자들은 건강한 사람들에 비해 자율신경계의 기능항진 및 교감/부교감 신경의 균형 이상이 큰 것으로 나타났습니다. 또 적극·소극, 외향·내성, 열성·한성 등과 같은 상반된 성질, 한의학적으로 음양(陰陽)의 경향성을 파악해보니, 음증(陰證)보다는 양증(陽證)을 나타내는 사람들이 훨씬 많았습니다. 아울러 전신 다한증 환자에서는 열증(熱證)이, 수족다한증 환자에서는 기울(氣鬱)이

---

*이성헌·김재환·노영래 외, 「다한증 환자의 한의학적 변증특성 및 자율신경계 기능과의 상관관계」, 『대한한방내과학회지』, 29(2), 2008. p.359~374.

많았답니다. 곧 성질이 불같이 급하고 뜨거운(?) 유형의 사람들에게 다한증이 많이 나타나고, 기(氣)가 유쾌·상쾌·통쾌하게 소통되지 못하고서 자주 울체(鬱滯)되는 사람들이 수족다한증을 앓을 확률이 높다는 말입니다.

● **저는 다소 비만한 체형입니다. 여름엔 땀이 많이 나서 일상생활이 너무 불편해요. 땀이 많이 나니 냄새도 많이 나고, 그래서 으레 주변 사람들 눈치를 보게 마련입니다. 부모님은 제가 기(氣)가 허해서 그렇다면서 보약을 먹으라며 성화이십니다. 보약, 저도 먹어야 할까요?**

아직까지도 "한약 이퀄(equal) 보약"이라고 생각하시는 분이 많은 것 같습니다. 또 처방 중에 인삼·녹용 등의 값비싼 약재가 들어가면 보약, 그렇지 않으면 치료약이라 여기는 분들도 적지 않은 듯합니다. 사실 보약은 문자 그대로 '보(補)'하는 '약(藥)'입니다. 한의사가 이런저런 불편 증상을 호소하는 환자를 진단한 결과, 체내의 기혈진액(氣血津液) 등이 부족해서 '보'해야겠다는 판단이 섰을 때 처방하는 '약'이 바로 '보약'인 것입니다.

한의학의 약물치료 방법은 흔히 '한(汗)·토(吐)·하(下)·화(和)·온(溫)·청(淸)·보(補)·소(消)' 등의 8가지로 구분됩니다. 각각의 한자가 뜻하는 바와 같이 땀을 내게 해서 치료하는 한법(汗法), 토하게 해서 치료하는 토법(吐法), 설사를 시켜서 치료하는 하법(下法), 인체의 음양기혈을 잘 조화시켜 치료하는 화법(和法), 따뜻하게 데워

다한증의 이해와 치료

주어 치료하는 온법(溫法), 서늘하게 식혀서 치료하는 청법(淸法), 부족해진 체내의 기혈진액 등을 보충해서 치료하는 보법(補法), 체내에 불필요하게 축적된 담(痰)·어혈(瘀血) 등을 없앰으로써 치료하는 소법(消法) 등의 모두 8가지 방법이 있는 것입니다. 참, 마지막의 '소법'은 '사법(瀉法)'이라고도 합니다. 서양의학의 약물치료에도 진통제·항생제·소염제·신경안정제 등의 구분이 있지 않습니까? 한의학에도 듣기에 생소해서 그렇지 한약·토약·하약·화약·온약·청약·보약·소약 등의 구분이 있는 것입니다. 아무튼 보약의 정확한 정의는 '보법'의 목적으로 처방된 '약물'입니다. '보(補)'라는 한자(補=衣+甫)의 뜻이 '낡고 닳아 해진 옷을 잘 기워 수선한다.'임을 감안하면 그 의미가 더욱 도드라질 겁니다.

이 정도면 한약이라고 해서 모두 다 보약이 아님은 물론 설혹 보약일지라도 함부로 먹어서는 안 된다는 사실을 충분히 아시겠지요? 특히 질문자의 경우는 비만한 체형이라 했으므로 더더욱 무턱대고 보약을 먹어서는 안 될 것입니다. 진료를 해봐야 알 수 있겠지만 일단 비만하다고 했으므로, 질문하신 분은 '보약'이 아니라 오히려 '사약'이 필요할 것 같습니다. 왕조시대에 임금이 죄인에게 죽으라며 내리는 '사약(賜藥)'이 아니라 체내의 습담(濕痰)·습열(濕熱)을 빼주는 '사약(瀉藥)' 말이에요.

우황청심환(牛黃淸心丸)

수학능력시험을 한두 달 앞둔 시기에는 우황청심환(牛黃淸心丸)의 수요가 폭발적으로 증가한다는 소문이 자주 들립니다. 우리나라는 뜬소문이 그저 근거 없는 소문으로 그치지 않고 오히려 확실한 사실로 밝혀지는 경우가 많은데, 저희들에게 진료 받는 중년의 환자분들도 수험생 자녀에게 먹일 요량이라며 우황청심환을 요구하는 경우가 적지 않더군요. 그럼 사지가 멀쩡할뿐더러 혈기 또한 방자한 연령의 준성인(準成人)에게 단지 긴장된다는 이유 하나만으로 기사회생의 묘약을 먹여도 되는 것인지, 이번에는 우황청심환에 대해 자세히 알아봅시다.

우황청심환에 대한 기록은 이전에 소개한 십전대보탕과 쌍화탕처럼 송(宋)나라 때의『태평혜민화제국방(太平惠民和劑局方)』에서부터 찾아볼 수 있습니다. 물론 금원(金元) 시기의 두한경(竇漢卿)이 지은 『양의대전(瘍醫大全)』에도, 명(明)나라 때의 만전(萬全)이 저술한 『두진세의심법(痘疹世醫心法)』에도 우황청심환이란 처방이 등장합니다. 하지만 우리가 흔히 알고 있는 우황청심환과는 구성 약물 및 효능이 많이 다릅니다. 이들 동명(同名)의 우황청심환은 수록된 책 제목에서도 짐작할 수 있듯이 주로 두진(痘疹)이나 옹양(癰瘍) 등을 치료할 목적으로 쓰인답니다.

한편 『동의보감』에는 우황청심환이 '우황청심원(牛黃淸心元)'이란 이름으로 실려 있는데, '원(元)'이 맞을까요? '환(丸)'이 맞을까요? 정답은 '환'이랍니다. 그 이유는 이렇습니다. 허준은 우황청심환에 대한 내용을 명(明)나라 공신(龔信)의 『고금의감(古今醫鑑)』에서 그대로 인용했습니다. 물론 공신 또한 이전의 문헌을 참고해서 수록했겠지요. 그런데 송(宋)나라에서 명(明)나라로 바뀌는 동안의 여러 황제 중에 '조환(趙桓; 북송의 9대 황제)'이란 임금이 있었던 까닭에 감히 왕의 이름을 백성들의 입에 오르내리게 할 수 없어 언제부턴가 '환'이 '원'으로 바뀌게 된 것입니다. 전문용어로 '휘자(諱字)'라 일컫는 이러한 경우는 사실 병증의 이름에서도 그 전례가 있습니다. 가령 서양의학의 전립선비대에 비견되는 '융폐(癃閉)'라는 병증이 한(漢)나라 때에는 엉뚱하게 '임병(淋病)'으로 둔갑되었는데, 이는 한고조(漢高祖) 유방(劉邦)의 후손인 동한(東漢)의 5대 왕 이름이 '유융(劉隆)'이었기 때문이지요. 황제가 지닌 무소불위의 권력과 신하들이 알아서 긴 흔적이 적나라하게 드러나지요?

이제 우황청심원 아니 우황청심환에 대해 살펴봅시다. 우황청심환은 산약(山藥)·인삼(人蔘)·감초(甘草) 등의 여러 약초와, 우황(牛黃)·사향(麝香)·서각(犀角) 등의 동물성 약재 및 주사(朱砂)·석웅황(石雄黃)·금박(金箔) 등의 광물성 약물 등 모두 30종으로 구성되어 있습니다. 그럼 이 식물·동물·광물이 한데 어우러진 알약은 어떤 효능이 있느냐? 약물의 가짓수가 워낙 많아 각각의 효과를 나열한 뒤 이를 취합하여 전체 처방의 효능으로 설명하기는 몹시 힘든데, 한마디로 하면 처방 이름이 뜻하는 것처럼 '청심(淸心)'이라 할 수 있습니다. 심장에 쌓인 화열(火熱)을 식혀서 맑고 깨끗하게 만들어주기 때문이지요.

좀 모호합니까? 그렇다면 『동의보감』에서 발췌해 보겠습니다. 우선 「중풍문(中風門)」의 '갑작스런 중풍에 따른 구급처치(卒中風救急)'라는 조문(條文)에서는 "갑작스런 중풍으로 사리를 분별치 못하고, 담연(痰涎)으로 꽉 막혀 정신이 어렴풋하며, 말이 불분명하고 입과 눈이 삐뚤어지며 손발을 잘 쓰지 못하는 것 등을 치료한다(治卒中風 不省人事 痰涎壅塞 精神昏憒 言語蹇澁 口眼喎斜 手足不遂等證)."고 했습니다. 또 「신문(神門)」의 '정신병에 활용 가능한 약물 및 식이(神病通治藥餌)'라는 조문에서는 "심(心)의 기운 부족으로 정신이 오락가락해서 아무 때나 기뻐하거나 화내는 것, 혹은 전광(癲狂; 지나치게 조용히 움츠려 있다가 미친 듯 날뛰는 병) 발작으로 정신이 착란된 증상 등을 치료한다(治心氣不足 神志不定 喜怒無時 或發癲狂 精神昏亂等證)."고 했습니다.

다한증의 이해와 치료

어떻습니까? 우황청심환 하면 떠오르는 막연한 느낌과는 상당한 차이가 나지 않습니까? 『동의보감』에 낱낱이 드러나 있듯 우황청심환은 중풍이나 정신병으로 정신이 온전치 못한 경우에 쓰는 약이지 절대 수험생의 안정제가 아닌 것입니다. 물론 인생 항로를 좌우하는 실로 중차대한 시험을 앞두고 가슴 졸이는 부모 심정을 모르지는 않습니다. 그렇다 해도 알약 하나 삼키게 하기보다는 어떤 난관과도 '맞짱' 뜰 수 있는 대범함을 발휘할 수 있도록 평소부터 호연지기(浩然之氣)를 북돋아 주는 것이 좋지 않을까요?

다한증 관련 한방 설문지[*]

* 신윤진·김윤희·양희진·이종우, 「다한증의 임상적 평가 방법에 대한 고찰」, 『대한한방내과학회지』, 2015. 4, p. 143~156.

다한증 평가 설문지

다음은 다한증 증상을 파악하기 위한 항목입니다.

	생활에 지장을 주지 않음	땀이 나는 것은 참을 만하지만, 간혹 불편한 정도	땀이 나는 것이 참기 힘들고, 자주 불편한 정도	땀이 나는 것을 참을 수 없고, 항상 불편한 정도
1. 다른 사람과 악수를 할 때 얼마나 불편하십니까?				
2. 종이에 손으로 글씨를 쓸 때 얼마나 불편하십니까?				
3. 무거운 물체나 도구를 손으로 잡을 때 얼마나 불편하십니까?				
4. 손잡이나 병뚜껑을 손으로 돌릴 때 얼마나 불편하십니까?				
5. 양말이나 스타킹을 자주 갈아 신어야 해서 불편하십니까?				
6. 맨발로 걷기 얼마나 불편하십니까?				
7. 겨드랑이에 땀이 나서 얼마나 불편하십니까?				
8. 땀으로 인한 냄새 때문에 얼마나 불편하십니까?				
9. 손발에 습진이 자주 발생해서 불편하십니까?				

참고문헌

1. 조르주 캉길렘 저, 이광래 역:『정상과 병리』, 서울, 한길사, 1996.

2. 楊思樹 張樹生 博景華 主編, 안세영 譯:『동의임상내과학Ⅱ』, 서울, 법인문화사, 1999.

3. 황종원 譯:『論語』, 서울, 서책, 2011.

4. 김경탁 譯:『新完譯 周易』, 서울, 명문당, 2011.

5. 유교문화연구소 譯:『孟子』, 서울, 성균관대학교출판부, 2006.

6. 許浚:『東醫寶鑑』, 서울, 남산당, 1986.

7. 박찬국 譯:『(懸吐國譯)黃帝內經素問注釋』, 파주, 집문당, 2005.

8. 張介賓:『景岳全書』, 서울, 정담, 1999.

9. 成無己:『傷寒明理論』, 대전, 주민출판사, 2003.

10. 李梴:『醫學入門』, 서울, 고려의학, 1989.

11. 朱震亨:『丹溪心法』, 沈陽, 遼寧科學技術出版社, 1999.

12. 王淸任:『醫林改錯』, 北京, 中國中醫藥出版社, 1995.

13. 李濟馬 著, 권건혁 譯:『國譯 東醫壽世保元』, 서울, 반룡, 1999.

14. 黃度淵 著, 신재용 編著:『方藥合編解說』, 서울, 성보사, 1989.

15. 許愼:『說文解字』, 홍콩, 中華書局, 1989.

16. 何夢瑤:『醫碥』, 대만, 中國醫藥科技出版社, 2014.

다한증의 이해와 치료

17. 陶節菴：『傷寒全生集』, 河南省, 中原農民出版社, 2012.

18. 錢乙：『小兒藥證直訣』, 서울, 의성당, 2002.

19. 張中景：『金匱要略』, 서울, 서원당, 1986.

20. 林珮琴：『類證治裁』, 北京, 中國中醫藥出版社, 1997.

21. 方隅：『醫林繩墨』, 北京, 中醫古籍出版社, 2012.

22. 巢元方：『諸病源候論』, 沈陽, 遼寧科學技術出版社, 1997.

23. 王燾：『外臺秘要』, 北京, 人民衛生出版社, 1995.

24. 徐春甫：『古今醫統大全』, 北京, 中醫古籍出版社, 1996.

25. 張璐：『張氏醫通』, 北京, 中國中醫藥出版社, 1995.

26. 樓英：『醫學綱目』, 北京, 中國中醫药出版社, 1996.

27. 戴天章：『重訂廣溫熱論』, 福州, 福建科學技術出版社, 2005.

28. 楊繼洲：『針灸大成』, 서울, 일중사, 1992.

29. 汪昂：『醫方集解』, 서울, 일중사, 1996.

30. 徐靈胎：『徐靈胎醫書全集』, 北京, 中國中醫药出版社, 1999.

31. 권강주, 박양춘, 안택원, 설인찬, 황치원, 김병탁：「多汗症에 대한 문헌적
고찰」, p. 451~463, 대전대학교 한의학연구소 논문집 8권 1호, 1999.

32. 고영철, 신조영：「手足汗의 원인과 치료법에 대한 동서의학적 고찰」,
『대한한방내과학회지』18(2), p. 268~295, 1997.

33. 남태홍, 양수영, 변준섭, 황지호, 안정조, 이용구, 박양춘：
「補中益氣湯加味方으로 호전된 頭汗證 2例」, 대전대학교 한의학연구소 논문집
16권 2호, 2007.

34. 이성헌：「다한증 환자의 한의학적 변증특성 및 자율신경계 기능과의
상관관계」, 2008년 경희대학교.

35. 신윤진, 김윤희, 양희진, 이종우：「다한증의 임상적 평가 방법에 대한 고찰」,
『대한한방내과학회지』, 2015. 4월호, p. 143~156.

36. 이효은, 신하영：「땀 분비장애」, 『대한 통증·자율신경 학회지』 2권 1호,
p. 3~11, 2013.

37. 최순호, 박권재, 이삼윤：「본태성 다한증에서 흉부교감신경의 차단 범위와
부위에 따른 임상결과」, 『대한흉부외과학회지』, 35(2) p. 127~132, 2002.

38. Low PA, Benrud-Larson LM, et al: *Autonomic symptoms and diabetic neuropathy: a population-based study*, Diabetes Care. 2004:27:2942-2947.

39. Low PA, Tomalia VA et al: *Autonomic function tests; some clinical applications*, J Clin Neurol 2013:9:1-8.

40. Cheshire WP, Fearly RD et al: *Drug-induced hyperhidrosis and hypohidrosis; incidence, prevention and management*, Drug Saf 2008:31:109-126.

41. Roberto de Menezes Lyra1 : *Visual scale for the quantification of hyperhidrosis*, Jornal Brasileiro de Pneumologia, 2013, 39(4), p967-77.

42. Solish N, Bertucci V, Dansereau A, et al.: *A comprehensive approach to the recognition, diagnosis and severity-based treatment of focal hyperhidrosis: recommendations of the Canadian Hyperhidrosis Advisory Committee.* Dermatol Surg 2007:33:908-23.

색 인

다한증의 이해와 치료

다한증의 이해와 치료

이 도서의 국립중앙도서관 출판예정도서목록(CIP)은 서지정보유통지원시스템 홈페이지
(http://seoji.nl.go.kr)와 국가자료공동목록시스템(http://www.nl.go.kr/kolisnet)에서
이용하실 수 있습니다. (CIP제어번호: CIP2016028268)

내 몸의 건강신호등 '땀'의 모든 것

다한증의 이해와 치료

ⓒ안세영·조정래

초판 1쇄 인쇄 2016년 12월 01일

초판 1쇄 발행 2016년 12월 15일

지은이 안세영·조정래

펴낸이 조동욱

편집 이현호

펴낸곳 와이겔리

등록 2007년 5월 7일 제300-2007-83호

주소 03134 서울시 종로구 율곡로 110-15(권농동)

전화 (02) 744-8846

팩스 (02) 744-8847

이메일 aurmi@hanmail.net

블로그 http://ybooks.blog.me

ISBN 978-89-94140-21-6 03510

*책값은 뒤표지에 있습니다.

*잘못 만들어진 책은 바꿔 드립니다.